U0304623

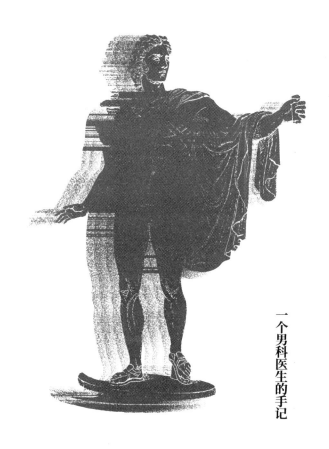

让我们
灵魂激荡
身体欢愉

一个男科医生的手记

任黎明 著

天津出版传媒集团

天津科学技术出版社

图书在版编目（CIP）数据

让我们灵魂激荡身体欢愉：一个男科医生的手记 /
任黎明著. -- 天津：天津科学技术出版社，2019.7

　　ISBN 978-7-5576-6626-2

　　Ⅰ.①让… Ⅱ.①任… Ⅲ.①男科学—基本知识
Ⅳ.①R697

中国版本图书馆CIP数据核字(2019)第121359号

让我们灵魂激荡身体欢愉：一个男科医生的手记

RANG WOMEN LINGHUN JIDANG SHENTI HUANYU：YIGE NANKE YISHENG DE SHOUJI

责任编辑：孟祥刚　刘丽燕

责任印制：兰　毅

出　　版：天津出版传媒集团
　　　　　天津科学技术出版社

地　　址：天津市西康路35号

邮　　编：300051

电　　话：（022）23332490

网　　址：www.tjkjcbs.com.cn

发　　行：新华书店经销

印　　刷：三河市金元印装有限公司

开本 700×1000　1/16　印张20　字数246 000

2019年7月第1版第1次印刷

定价：48.00元

肉体是每个人的神殿，不管里面供奉的是什么，都应该好好保持它的坚韧、美丽和清洁。

——村上春树

目录
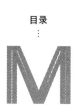

MEN
×
WOMEN

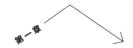

第一章

身体问题
有一天会成为
灵魂问题

1. "举"字头上三座山

2010 年的早春 2 月，具体是 2 月 26 日下午，老刘、老马、老杨在三圣乡的江家菜地见面了，那个时候的成都乍暖还寒，有几对熬过了严冬的喜鹊，藏在刚刚冒出花骨朵的桃树上不停地歌唱。

老刘、老马、老杨同属成都越野一族的车友，平日在 QQ 群里相谈甚欢，彼此知根知底，却因各种原因未曾谋面。老刘终于提议："我查了成都黄历，2 月 26 日，星期六，宜理发，宜吃农家菜，宜摆龙门阵；忌耍流氓，忌家里宅，忌很晚才回家。今日开运法宝：约好友喝茶，在天愿作比翼鸟，在地愿为同圈猪。"

车友会里最德高望重的老刘相邀，老杨、老马屁颠屁颠地驱车去了，第一次相聚，没有一丁点尴尬，老刘总结："刘（牛）、杨（羊）、马聚会，太安逸了，天苍苍，野茫茫，风吹草低见牛羊。"老马不高兴了："应该是风吹草低见马牛羊，马排你们前头，还不影响押韵。"

历史性的聚会持续了四个多小时，天南海北地说到天黑了，三人相见恨晚，相约每半月聚会一次，因为当日忌很晚才回家，晚饭后各回各家，各找各妈。

三人的共同特点：都年届不惑，离异，膝下无子，健谈。三人的不同特点：老刘家产上亿，肥头大耳，属圆锥形立体大饭桶，始终找不到脖子，脑壳像是一圈肉螺丝直接拧上去的；老马是某大型国企的中层干部，年薪不菲且风流倜傥，嘴大，嘴大吃四方，嘴大性感，山珍可餐，秀色也可餐；老杨瘦骨嶙峋，成都俚语俗称"干虾儿"，三人中他的经济实力最弱，在麻石桥开一家电脑维修铺子，维持衣食住行尚可，从来不敢大手大脚，贵在人穷志不短，穷且益坚，不坠青云之志，事业处于上升阶段。

这天，是个值得纪念的日子，三个臭味相投的成都男人沆瀣一气。

约定的半月聚会，他们坚持下来了，老刘是成都江湖的名流，一般聚会由他发起也由他买单，而且他们聚会的场所多在双楠小区一带。当然，离异老男人，重新找到生命中的另一半是聚会时永远不变的话题。

但是，三人遇到了一个共同的困惑：勃起硬度不够。

老刘是我的好朋友，家里珍藏着不同的壮阳材料，譬如豹子骨、眼镜蛇泡的药酒，但凡上餐厅吃饭，条件适合，必点生蚝、羊腰子。可惜效力不够，性功能依然呈下降趋势。

他对老杨、老马说："我把卜老师叫来给我们上上课。"

我去了，热浪袭人的七月，在他们第一次聚会的江家菜地，他们虔诚地洗耳恭听。

"知道什么是勃起吗？"我直截了当问。

老马回答："不就是硬起来呗。"

"对，硬起来，丁丁是一个非常奇妙的玩意，在有性刺激的情况之下，丁丁会不由自主地勃起，勃起硬度分 1 ~ 4 级，分别与豆腐、剥了皮的香蕉、没有剥皮的香蕉、黄瓜相对应，性功能正常的男性，丁丁硬度可以游刃有余地在 1 ~ 4 级之间变化。"

老杨打岔："不少女人认为丁丁里面有骨头呢。"

确实有部分情窦初开的女性认为丁丁里面有骨头，一些网站为了提高点击率，PS 了丁丁有骨头的照片，误导了她们。

我们知道，几乎所有的哺乳动物，包括人类，在平时丁丁根部的动脉平滑肌必须保持收缩，以阻止血液灌注入海绵体。丁丁受到性刺激后，短时间内丁丁根部的动脉平滑肌松弛，将血液灌注到海绵体内，同时，海绵体的静脉血管关闭，丁丁变硬、增粗、延长，到了 3 ~ 4 级硬度，才能进行"活塞运动"。

有一种勃起，叫死亡勃起。一个人被吊死，血液自然聚集到他身体的最低部：腿或者脚。如果腿充满了血液，腰部的血液则进入丁丁的海绵体，可能导致勃起，只要血液不凝结，处于那个姿势的身体必定会保持死亡勃起。

战争年代，死亡勃起是一种很棒的战利品。羞辱敌人的一个方法，就是陈列他们死后的交媾器官。

老刘问："晨勃与性刺激没有关系吧？为什么有晨勃？晨勃消失是不是代表阳痿了呢？"

男人三更笔杆起，这是一句广为流传的说法，说的就是男性的夜间勃起，晨勃是夜间勃起的一种。

男性的丁丁勃起有三种：

第一种，心理性勃起，就是与性内容直接相关的视觉、听觉、嗅觉、性想象、性思维诱发的勃起。

第二种，反射性勃起，就是身体摩擦丁丁，直接接触女性诱发的勃起。

第三种，夜间勃起，就是睡眠处于快动眼睡眠期和慢动眼睡眠期的交替中，丁丁也经历着勃起—疲软—再勃起—再疲软的生理过程，这就是阴茎夜间勃起，是男性的正常生理表现。

有一个有趣的发现：胎儿在妈咪的肚子里也会出现勃起。进入青春期后，男性的夜间勃起变得频繁起来，青少年期，每晚会有 4 ~ 6 次、每次 20 ~ 40 分钟的勃起，总的勃起时间可达 2 ~ 2.5 小时。原因呢？在意识清醒的白天，大脑会抑制性反应的发生；酣然入睡时，大脑的抑制功能消失，丁丁就不听大脑指挥了，随心所欲地"笔杆挥舞"。

随着年龄增长，中老年男性的夜间勃起相应减少，有一组研究发现，大于 70 岁的老年男性，夜间勃起也有 1 ~ 2 次。

那么，晨勃消失是不是代表阳痿呢？

不一定，夜间勃起受很多因素的影响，即使是性功能健康的男性，经常也会出现夜间勃起（包括晨勃）的减少和消失。

最常见的导致晨勃消失的原因，同时也是导致勃起硬度不够的原因有很多种，譬如：

纵欲过度、频繁手淫；极端疲劳；失眠或睡眠状况欠佳；抗肿瘤药、降血压药、镇静药等药物影响；醉酒或酗酒；年龄因素。

三人面面相觑，做沉思状，估计都在深刻检讨，找寻导致他们性功能下降的原因。

我再次提醒他们："记住，晨勃并不完全等同于性功能，晨勃消失也不等同于有勃起功能障碍。"

老刘有些愤愤不平："就算我经常酗酒，我吃了那么多壮阳食品，也没啥用处啊？"

对的。

2. 男人江湖"三巴汤"

关于食物增强性功能的传说，江湖上很多，最有名的就是韭菜、生蚝、羊腰子、巧克力了。

壮阳这件事，已经发展成一条完整的健康产业链了，但是，市面上号称能够壮阳的食物和药物，几乎都是忽悠。

先说韭菜。韭菜是最受委屈的壮阳草了，里面含有其他蔬菜欠缺的二甲基二硫醚、丙烯基二硫醚等，正是这些含硫化合物让韭菜具有特殊香味，但是这些并不能增强性能力。

其次是生蚝。生蚝与生殖系统确实有一定关系，因为生蚝富含锌、硒，可以提高精子的质量；生蚝里的 D- 天冬氨酸可以有限提高男性雄激素（睾酮）的分泌，但对男性性功能的增强效果完全可以忽略不计。

再说羊腰子。我也喜欢吃羊腰子，尤其是烤羊腰子，是一道美味佳肴，但是，羊腰子与猪腰子的成分差不多，也没有壮阳功效。

有些人觉得羊腰子有壮阳功效，完全是心理因素作祟。另外，羊腰子里面也含有少量的微量元素锌，每百克羊腰子中的锌含量为 2.74 毫克，对提高生精功能有一定效果。

还有人认为巧克力具有壮阳作用。其实，巧克力是爱情的象征，里面富含苯基乙胺，是一种"快乐分子"，可以使人心情愉悦，但对性功能的提升却是无能为力。

最近，如日中天的壮阳植物是玛咖（玛卡），西班牙文名字是 Maca。

玛咖里面的玛咖酰胺和玛咖烯，没有任何证据证明有助于提高性能力，充其量只是安慰剂而已。随着医生、营养师不断的拨乱反正，玛咖也被打回了原形。

网上许多介绍玛咖的词条，也删除了关于玛卡神奇功效的虚假宣传。

以 Maca 作为关键词检索资料，关于其能提高性功能的文献寥寥无几，有限的文献，都不够循证医学的基本要求，几例有勃起功能障碍的病人，仅凭病人的主观描述和勃起功能问卷（IIEF-5）作为指标，就洋洋洒洒写成一篇论文，我怀疑作者是商家的枪手。

纽约大学朗格尼医学中心（NYU Langone Medical Center）的结论：尽管玛咖总是以提高性能力的噱头出现在公众面前，但没有任何可靠的证据证明它的神奇功效。

至于其他宣称能够壮阳的食品，更是无稽之谈了，包括虎骨、豹骨、鹿茸、熊掌、冬虫夏草、淫羊藿等。

有没有天然的催情药呢？

有，世界上经过证实的天然催情药有两种：

第一种，是马来西亚的国宝级植物——东革阿里。有原片和煎剂，原片泡茶，煎剂直接口服，但得出的结论全是来自马来西亚的医学专家们的研究，具体效果还有待考证。

第二种，是在安哥拉卡宾达地区的一种名为 Pausinystalia macroceras 树的树皮——卡宾达树皮。可以用于食物烹饪，不过卡宾达树皮副作用也很大，须谨慎食用。

老马平时喜欢吃羊鞭壮阳，老是感觉效果不明显，问我是什么原因。

我告诉老马，我的老家在四川省邻水县，与武胜县毗邻，而武胜老县城的嘉陵江边，有一个非常古老的小镇——沿口古镇。这里都是清代民居，房子摇摇欲坠了，走在街上，有一种时空倒错的感觉。

我一直觉得这是最地道的古镇的样子。

古镇最流行一道名菜，叫"三巴汤"，解释一下，就是牛鞭、牛尾、牛嘴配搭适量的当归、沙参、大枣、枸杞、三芍等十几味中药，用土砂罐慢火煨炖六小时以上。非常好吃，入口即化，但多吃就有些腻了。

三巴汤，用市井俚语去意会，你会哑然一笑。

三巴汤，里面含有牛鞭，所谓的牛鞭，就是牛的生殖器，按照"以形补形"的原理，具有壮阳功效，所以，但凡游客到了武胜县，总要去沿口古镇大快朵颐。

牛鞭壮阳，事实果真如此吗？

牛鞭壮阳的理论基础是里面富含雄激素（睾酮），根据相关研究，每100克牛鞭含睾酮 677.66 微克，粗看起来吃牛鞭似乎可以为身体补充雄激素，而且睾酮的熔点是 155 ~ 156 摄氏度，慢火煨炖对它结构的破坏甚微。但别忘了，动物的雄激素不能完全等同于人类的雄激素，况且，在高温的作用下，雄激素的活性已经大不如从前，而吞咽到胃里后，还要受到胃酸的摧残，最终能够吸收进入体内的睾酮寥寥无几。平时病人口服的睾酮，添加了特殊的保护剂，方能免遭人体消化系统的破坏。

另外，牛鞭含高蛋白、高胆固醇，吃多了很腻。其实在中国人心目中有一个误区，认为过多摄入高胆固醇类食物会导致血胆固醇增高。美国农业部2014年公布了一项研究结果，证明食物中的胆固醇含量与血液中的胆固醇含量没有直接关系。

作为一道美食，吃牛鞭可以饱口福，值得推荐。

3. 凯格尔运动：“懵逼的春药”

小课该结束了，老刘不依不饶：“老下，有没有不依靠药物提高性功能的方法？”

我气定神闲地回答：“当然有了，最好的春药有两个，第一是锻炼，第二是爱情。”

怎么锻炼呢？

锻炼是有效的春药，所有的锻炼方式中，游泳最佳，可以全方位地提高身体素质，推荐每周游泳 2 ～ 4 次。

每晚睡觉前坚持做深蹲 20 次，俯卧撑 20 次，仰卧起坐 20 次，也有良好的提高性功能的效果。

但是，最有用的还是凯格尔运动。

显然他们从来没有听说过凯格尔运动，都是一脸懵懂。

凯格尔运动是 1948 年美国著名妇产科医生阿诺·凯格尔医师发明的，最初用来帮助产后女性的盆底修复，预防阴道松弛和压力性尿失禁，后来被男科医生发现可以明显提高男性的性功能，遂将它发扬光大。

凯格尔运动相对比较复杂，是训练和强化骨盆盆底肌肉群功能的综合运动。我简化了一下，男性非常容易掌握。就连我自己，为了改变以前硬着等、现在等着硬的状况，也身体力行地加入了凯格尔运动的大军。

凯格尔运动的具体步骤：

首先要准确找到骨盆盆底肌肉群，排尿时突然憋尿，帮助你憋尿的肌肉群就是骨盆盆底肌肉群。女性的寻找过程更加方便，将中指、食指同时伸入阴道，用力收缩肛门，手指感受到来自阴道壁压力的地方就是骨盆盆底肌肉群聚集的地方。

凯格尔运动在站、坐、卧、行时都可以进行，不过起初训练时还是选用平卧位，运动前必须排空膀胱里的尿液，双侧膝盖弯曲，用力提肛，收缩骨盆盆底肌肉群 5 秒，然后放松 10 秒，连续 10 次为一组运动，早上、中午各一组，晚餐前及睡觉前各一组，每天共 4 组运动。别以为它很轻松，其实挺累人的。

运动一段时间之后，提高运动强度，改为收缩骨盆盆底肌肉群 10 秒，然后放松 10 秒的节律。然后逐渐将运动场景扩大化，坐着或者步行时也可以提肛。

效果因人而异，对大多数参与凯格尔运动的男性来说，3 个月之后能够感受到奇妙的效果。

在他们的连声道谢中，我结束了这场课程。

锻炼，对平时生活不规律的他们来说，是一件苦差事。

话别之前，我反复地告诫他们："再小的努力，乘以 365 天效果都很明显。"

4."三人帮"变成"二人转"

我就知道，尽管我开出了具有治愈系效应的处方，单身的老刘用来提高勃起硬度的方法，还是最简单的一种：寻找爱情。

苏格 MUSE 酒吧是老刘的窝子，大抵因为老刘经常在酒吧一掷千金，私底下酒吧员工称呼他为瓜娃子，瓜娃子一进卡座就有大帮妹子簇拥。日子一长，老杨逐渐被酒吧暧昧的气息感染了，不再甘心给老刘、老马当灯泡，他甚至主动邀妹子玩些猜拳行令的游戏，开腔打不死人，锤子满天飞。只是每每曲终人散时，他会空虚，触摸一帘春色，却疏远了春天的明媚，黯淡的心遗忘在偏远的角落，有一种说不出的悲凉。

遇到心仪的妹子，老刘便移师隔壁的王子会所 K 歌。那晚 K 歌的气氛很热烈，美女声情并茂地唱着蔡依林的《爱情三十六计》："爱情三十六计，就像一场游戏，我要自己掌握 ——遥控器。"老刘合着节拍鼓掌，简直唱到老子心窝子去了。老成持重的老马俯身向老刘面授机宜："搞清楚了妹子的底细再说，不要乱按你的遥控器。"

乱了方寸的老刘根本不把老马的善意提醒当回事。一个半月之后，老刘心急火燎地约老马、老杨在瑞升茶楼开 SOS 会议，议题是："我的女友乳晕大了一圈，是不是'猪'胎暗结？"老马按捺不住地挖苦老刘："恭喜，今年是兔年，妹妹属猪，生个兔宝宝，等于给你立了块守'猪'待兔的牌坊。"

一周后老刘携美女去华西第二医院检查，血HCG（人绒毛膜促性腺激素）的结果很确凿，女友有喜。

这下真麻烦了，说"我要你"时生猛有劲，讲"我爱你"时有气无力的老刘最终把自己囚进了笼子，风情万种的成都，又多了一个奉子成婚的经典案例。

老刘的孩子即将呱呱坠地，而老刘与女友正在商谈孩子出生后的离婚事宜，偶尔老刘拉上老马、老杨去K歌，烦恼化作鬼哭狼嚎倾泻而出。

自从女友怀孕之后，三人帮变成了二人转，老马、老杨照例半月一聚，只是就餐地点多是苍蝇馆子，娱乐之处多是府南河边一些不出名的小酒吧，没有办法，少了巨大财力的支持，日子也素淡如水。

其实，对于中年男性，青春已然凋零，我们也各自踏上自己选择的旅程，也学会看着曾经牵肠挂肚的彼此快乐，只是在临睡前等一个回应。谁都可以在自己的时光里，等到那个人，找到那个人，那人长发及腰，执子之手，共踏十里红尘，听懂绝世梵音，我们需要的，是真诚、责任和心心相印。

5. 镶了银蹄子的马也跑不动了

2013 年 9 月的一个周末，老马、老杨在水碾河的"大碗面"解决午饭，面馆里坐了一位濯青涟而不妖的美女，老马忐忑地走过去，情不自禁地问美女："你叫啥子……啥子……名字？"名字还没说出口，美女抢先回答："肥肠面，中份，再加一个煎蛋。"

老马不依不饶："我的肥肠你永远不懂，我问的是你的尊姓大名？"

美女听老马这么一说，更直接了："不就想认识我吗，说个理由先？"

老马死猪不怕开水烫："你是龙泉三月桃树上一朵颤动的红花，我今天错失，就谢了。"

美女满脸娇羞："你才谢了咧！"

美女的姓名、职业、电话在老马淡雅而固执的追问下溃不成军，老马本来光鲜的形象在老杨心中更加光鲜，老马就是老马，像镶了银蹄子的老白马王子，踏着雨巷里松动的碧色石板，嘚嘚的马蹄声让美女怦然心动。

光鲜的外表是老马成功的最重要因素，否则，东看西看，母鸡下蛋，美女一脚把他踢到火车东站。

很快，老马与美女已进入恋爱阶段。三个月之后，他们结婚了。

起初两人的性生活是非常满意的，每天制订不同的菜谱，让生活有滋有味，隔三岔五变换着花样亲热，高潮经久不息，有时甚至会关了灯，点半支蜡烛，两人喝一瓶红酒，说整夜情话。

美好的日子只持续了一年多，老马给我打电话："卞老师，我的性功能完蛋了。"

"什么症状？"我好奇地问。

老马说："心有余而力不足，举而不坚，坚持 3 级硬度都达不到，肯定是阳痿。"

阳痿，准确的医学名词是勃起功能障碍，不过现在大家还是约定俗成地称为阳痿，言语间有一分惋惜，也有一分鄙夷，带有明显的歧视意味。1992年，美国国立卫生院（NIH）决定用勃起功能障碍（erectile dysfunction）一词代替阳痿，简称 ED。

ED 是个什么鬼？准确的定义是：丁丁持续不能达到和（或）维持足够的勃起以获得满意的性生活。

再通俗易懂一些，男人打飞机时丁丁依然不能勃起到 3 级以上硬度，就是ED。

ED 分为三种类型：

第一种，心理性 ED。紧张、压力、抑郁、焦虑、夫妻感情不和、夫妻审美疲劳等精神心理因素造成的勃起功能障碍。

第二种，器质性 ED。最常见的是阴茎血管性原因，包括任何可能导致阴茎海绵体动脉血流减少的疾病，如动脉粥样硬化、动脉损伤、动脉狭窄、阴部动脉分流及心功能异常等；其他原因有中枢神经、外周神经疾病导致的勃起功能障碍以及内分泌疾病、阴茎本身的疾病导致的勃起功能障碍。

第三种，混合性 ED，就是心理性与器质性兼而有之。

我嘱咐老马抽空到医院来看一看。

老马来了，垂头丧气。他说美女有与他分道扬镳的打算，突然想起张嘉佳在《从你的全世界路过》里写的一段话：故事的开头总是这样，适逢其会，猝不及防；故事的结局总是这样，花开两朵，天各一方。

老马天天坚持每周游泳和凯格尔运动，也无济于事。

在门诊，我发现一个有趣的现象，大约有一半的 ED 病人是夫唱妇随，或者干脆就是妻子敦促丈夫来医院看病的。一般我会采用轰妻子出去的方式，与貌似 ED 的丈夫促膝谈心。

结果大跌眼镜，其中 90% 以上的病人，对自己的妻子不行；对其他女人，不但行，还行上加行。

尽管有后悔，尽管有道歉，尽管有人生若只如初见，但是，婚内 ED，已经演变为一个严重的社会问题，再高明的医生，也难以妙手回春。

法国一项研究表明：男女之间的新鲜期，平均只有 8 个月，然后步入绵绵无绝期的亲情期，所以无性婚姻在世界范围内屡见不鲜。得一良人，立黄昏、粥可温的誓言都去哪儿了？

如何治疗，成了泌尿科医生的一大难题。

我例行公事地问老马："结婚以后，你有过外遇吗？"

老马还算诚实："有过一个。"

"与她会出现 ED 吗？"我接着问。

老马答："不会。"

诊断变得很简单：心理性 ED。

处置起来却不简单，重拾夫妻热情是关键。

从生到死，我们都在不断地成长，成长是日渐坦荡和真诚的过程，所以观点应该鲜明，态度应该直接。夫妻之间出现问题了，必须勇敢面对。

今天欠一场电影，明天欠一次旅行，后天就会欠一个未来。把更多的时间留给对方，求仁得仁，复无怨怼。

改变性爱场景，鼓励车震、野战，常有意外之喜。

必要时辅助药物治疗。

老马摇头："确实没有太多时间陪老婆，你还是帮我开点药吧。"

开药也行，以前是万艾可，现在流行希爱力。

万艾可被称为"伟哥"，是一种耳熟能详的药物，研发万艾可的过程，是一篇阴错阳差的故事。

万艾可（枸橼酸西地那非片）是全球第一个口服 PDE5 抑制剂（5 型磷酸二酯酶抑制剂）。1986 年，美国辉瑞公司在英国的分公司研发新药，主要目的是为了治疗高血压和心绞痛，研发进入了临床阶段。1988 年在志愿者身上测试药物是否安全，它的表现很好，但是药物动力学方面的测试，关于血压、心率、前臂血流量、静脉应变性和心输出量变化的数据很让人沮丧。于是辉瑞公司决定收回药物，大多数志愿者不愿意交还药品，他们的理由是：扔马桶冲走了。

细心的研发人员追根溯源，多数志愿者因为服用了此种药丸而使丁丁频繁勃起，如获至宝。

这个意外收获，注定了万艾可是一种收不回来的药丸。

辉瑞公司赶快调整研发方向，经过 1992—1994 年的漫长研究，确定万艾可具有治疗勃起功能障碍的作用，提高性快感，更容易达到高潮。1998 年 3 月 27 日万艾可被美国食品药品监督管理局（FDA）批准上市，成为震惊世界的一代神药。

2000 年 7 月 4 日，万艾可在中国正式上市。当天，北京大学第一附属医院泌尿外科的郭应禄院士开出了中国第一张万艾可处方。

但是，万艾可只是在有性刺激的情况下才发挥作用，只是针对器官本身，解决的是硬件问题，对于欲望的作用微乎其微，欲望是啥？欲望是软件，欲生于无度，邪生于无禁。

万艾可不是催情药，它的药用价值在于提高勃起功能障碍病人的丁丁勃起硬度，使他们能够顺利完成性交。

2014 年秋天，辉瑞公司在成都会展中心召开药品推广会，我屁颠屁颠地去了，公司免费赠送了我一颗。

那时我 30 多岁，性功能和性技巧处于巅峰水平，一个月黑风高的夜晚，我服用了，射精了半小时内还处于勃起状态，勃起时的硬度相当于 3 级（没有剥皮的香蕉），于是重新与伴侣前戏，马不停蹄地再来了一次。

感受一般，没有明显延长射精潜伏时间，所以，没有勃起功能障碍的成年男性不推荐服用。

至于快感，似乎与平时并无二致。

老马问我："那为什么给我开的药是希爱力呢？"

希爱力（他达那非）是美国礼来公司研发成功的，与万艾可一样，同属 PDE5 抑制剂，因为药物半衰期长，作用时间也更长，是美国 FDA 和中国

CFDA（国家食品药品监督管理总局）批准的唯一长效 PDE5 抑制剂，在中国上市已经有 13 年。2014 年，希爱力后来居上，全球销量超过万艾可，成为治疗勃起功能障碍的第一选择。

希爱力，是不是可以长期服用呢？

答案是肯定的，可以，几乎对身体没有危害。

为什么说几乎呢？

有些青年男性，没有勃起功能障碍，本身性功能尚可，为了在情侣面前表现自己卓越的床上功夫，喜欢用万艾可或希爱力助勃，长时间服用，可能造成心理依赖，也是心理性勃起功能障碍的诱因，所以我坚决反对没有勃起功能障碍的正常男性服用万艾可或希爱力。

而对确实有勃起功能障碍的病人来说，长期服用希爱力没有影响。

希爱力的横空出世，尤其是最近几年对小剂量疗法的研究，发现小剂量 PDE5 抑制剂可以作用于阴茎海绵体，使血管内皮舒张及收缩的功能发生一些有益的变化，达到治本的目的。同时，因为剂量小，PDE5 抑制剂的副作用也相应减少、降低。

万艾可和希爱力最常见的副作用是：头痛、面部潮红、胃部不适、视力异常（如视觉色彩改变和视力模糊）、鼻塞或流鼻涕、背痛、肌肉痛、恶心、头晕、皮疹等。

目前在中国上市的希爱力主要有两种剂量，20 毫克和 5 毫克。20 毫克用于临时应急，至少性爱前 30 分钟口服。当然，有一种更为完美的折中方案：起始剂量为 10 毫克，倘若服用 10 毫克效果不显著，可以追加到 20 毫克。

我给予老马最后的治疗建议是：

希爱力小剂量疗法，每天晚饭后服用希爱力5毫克，三天之后体内能够达到足够的血药浓度，随着时间累积，体内血药浓度是单次20毫克剂量的1.6倍，有更好的效果，一次成功的性爱也许可以帮助老马重振雄风。

另外，在亲热时可以采用一些小技巧，譬如亲热时的膀胱储尿法，亲热时让膀胱储存一定容量的尿液，就是刚刚想上厕所时的水平，能够刺激性神经，有效增加丁丁勃起硬度。

6. 吃了天鹅肉的癞蛤蟆还是癞蛤蟆

老杨彻底落单了，落单了也好，可以悉心照料、经营自己的家，夜店几乎不去，毕竟囊中稍显羞涩，比不得老刘的日进斗金，巨大的贫富差距甚至让老杨自卑，类似于上茅房屙屎，擦了整整一卷卫生纸，仍然觉得屁股没有擦干净。老刘不一样，坐上马桶必然先放三个响屁，那是相当讲排场和有气质。

10 月中旬，正在为商铺关门的老杨迎来了一名顾客，十万火急地向老杨求救：我的 Windows8 系统崩溃了，请重装系统时务必保留电脑里面那些重要的资料。老杨抬头打量，戴眼镜的女青年，因为着急，盘着的发髻已散落，一任黑亮柔顺的青丝飘逸，相貌普通，却特有女人味。

老杨轻车熟路地备份了资料，重装了系统，末了嘱咐她："你的电脑没有杀软，我给你安了免费的 360 杀毒软件、免费的 360 安全卫士，没事杀杀毒、杀杀木马、清理垃圾，保持电脑健康。"

女青年突然扑哧一笑："本来是个 250，你偏偏要当 110，数字相加等于 360，老板，你真'standing flower'！"

老杨郁闷了："老子做好事，你骂老子 250，standing flower 啥子意思？"

女青年倒是气定神闲："我真住你隔壁，理工大学的。standing flower，亏你是成都人，站着的花，攒花（成都俚语，性格太过活跃的意思）。"

这女的，真逗，老杨破天荒地被别人骂爽了一次，青盈盈盈于怀内、香漫漫漫于胸前般的舒服。

女青年是理工大学的在读博士，云南人。

在成都，有一道风景是有一群漂亮妹子不装不瞒在街上没心没肺没形象地啃兔脑壳；在成都，有一种疼爱是有一伙哥老倌不霸不欺在家"三从四德"在外彰显男子气概；在成都，有一层文化是有一堆闲人不急不躁没事喝点热茶搓两圈小麻将。中国最悠闲的城市，就是成都，无出其右。

老杨试探着问："找个成都人嫁了吧！"

博士发了个惊恐的表情："不会是你吧？"

他们恋爱了。

老刘、老马知道了老杨恋爱的消息，老刘摇头："龟儿子疯了，吃胃能消化的食物，娶自己能养活的女人，女博士是熊猫级别，要不得。"老马摆手："不想吃天鹅肉的癞蛤蟆不是好癞蛤蟆，吃了天鹅肉的癞蛤蟆还是癞蛤蟆，你娃找死。"

一直发展良好的关系戛然而止，老杨觉得老刘、老马的意见中肯，男本科对女博士，门不当户不对，算了，但夜沉辗转时，挑亮一朵灯花，思念依然如枕边的掉落的头发纠结成伤。

艰难地挨过了一个星期，女博士用微信给老杨留言了：

谢谢你的门不当户不对，闺阁的女子原本清纯，却被你的信马由缰弄成国宝熊猫了，我偶尔愚钝，但不傻，读山、读水、读人性，也读无字的天书，然后把女人的碎碎念纠成千千结，望断遥遥天涯路。

可能 IT 行业的人都习惯补丁程序，但是感情，不需要"ghost"，不需要 360，也不用打补丁。

除了那顶博士头衔，其实我只是个很平凡的女子，甚至不年轻了，导师说雨季过后，花会败落，害得我在卫生间哭了一宿，后来导师安慰我：你只要嫁出去了，送你两张蜜月的往返机票。

对，我得把自己嫁出去，虽然是一朵卑微的小花，在那片镶嵌着白底蓝花的瓷砖地上，照样开了又败败了又开。

于是我素面朝天地出门，夏日炙热的天气里，偶尔擦一层不增白不遮瑕的润肤露，所有的日子，都被我穿成最真实的露背装。

我知道总有一天，我会遭遇一场刻骨铭心的爱情，他像《闻香识女人》中的斯莱德中校，瞎了，双目失明了，依然优雅，依然谦逊，很绅士地弯腰，对着我说：Would you like to learn to tango, Donna?（唐娜，你想不想学探戈？）

醍醐灌顶的老杨对着微信里的头像呢喃：我爱你，博士！

老杨总算搞清楚了，爱情这个东西，需要双方齐心协力，像排球，讲究一传、二传及扣杀；像足球，讲究盘带、过人及射门。老杨的运气不好，提起的是沉重的铅球，怎么甩都甩不远。

好事多磨，2014 年的冬天，老杨与女博士越爱越深。

他们的性生活呢？

他俩都喜欢看书，看书的时间多选择在亲热之后，闻着乳香，看霞辉美文，歌窈窕之章，相当于高潮的延续。

3 年之后，老杨出现了勃起功能障碍，向我求助如何治疗。

简单询问病史，他交往了 3 年多的女博士秀外慧中，曼妙无比，他视她为公主一般，呵护有加，时常制造雨轩窗前共剪烛语的浪漫，因为卑微而嘴拙，慢慢地，气氛与期望值相去甚远。

彼此不痛不痒地谈着恋爱，偶尔会亲密一次，有勃起功能障碍。

耐心听完他的叙述，治疗采用三部曲。

带他去治疗室，注射的只是生理盐水，这是药物（安慰剂）心理暗示。

我问她："你女朋友是初恋吗？"

他答："不是。"

我建议：想象你的女朋友与前男友在床上有铭心刻骨的疯痴，真实的她并非你想象中的那般冷艳与高贵。他有些愤怒，淡淡的愤怒情绪，默默地剪下一缕缕情思放飞在烟雨纷飞的天际，这是自我心理暗示。

男人总是极力在他深爱的女人面前表现出最威猛及最性感的一面，有个放之四海而皆准的准则会违背他的本意：欲速则不达。于是要么早泄，要么不举。

他们共同生活期间，所有家务事他都大包大揽，其实是在两人之间筑起了一堵很高、很厚、很坚的无形的墙，造成身份的巨大落差，她是太后慈禧，他是太监小桂子。其实婚姻就是柴米油盐酱醋茶，关系对等才能让艰难的日子否极泰来。我告诉他：假如你们百年好合，大了她一轮的你十有八九先患帕金森综合征，生活不能自理，她还得照顾你撒尿拉屎，不如现在就开始实践，为以后的同甘共苦做旷日持久的演习，这是憧憬心理暗示。

随后的他逐渐变得威猛无比，去年底他与她结婚的日子，我送上了 1200 元红包，寓意月月红，老实说，与月月红没有关系，我违规收取了他 1000 元现金，多出的 200 元，是我给他的利息！

7. "伟哥控"老马哥的糟心事

经常服用希爱力来提高丁丁勃起硬度的老马终于准备要一个孩子了。当年八月，我的门诊日，他提了两条"大重九"香烟送给我，我知道来者不善，肯定是咨询医学问题。

果然如此，他的问题是："服用了希爱力之后，对备孕有没有影响？"

这也是许多男性的共同困惑。

当年七月底，由新浪医药新闻发出的一条消息引爆网络，造成部分依靠PDE5抑制剂来提高阴茎勃起硬度的男人们如坐针毡。

报道全文是：

近日，荷兰研究人员停止了一项临床试验，该试验导致了11名孕妇子宫内的婴儿死亡。试验中，孕妇被给予辉瑞公司的勃起功能障碍药物Viagra（万艾可，又被称为"伟哥"）口服，目的是评估该药物是否有助于促进婴儿在子宫内生长。

据《卫报》报道，该试验试图利用这种药物扩张血管的能力，为胎盘创造更好的血液流动，促进婴儿在子宫内更好地生长。据悉，此次参与试验的来自 10 家医院的妇女均为孕妇，且腹中胎儿均存在宫内生长受限的状况。一般情况下，这种类型的胎儿出生后的预后均不佳，该试验共招募了 93 位妇女在怀孕期间服用 Viagra。

然而就在上周，监督该研究的独立数据监测委员会决定终止该试验。原因是发现了一个事实，在试验妇女产下的婴儿中，有 17 名出生时患有肺部疾病，而且其中 11 名婴儿因缺氧而不幸死亡。《卫报》表示，另有 10 ~ 15 位母亲正在等待确定她们的孩子是否因服用伟哥而受到影响。

分析人士认为，该药可能会在胎儿的肺部引起一种高血压病变，从而限制了正常的氧气流动。

《卫报》称，对照组也有婴儿死亡的案例发生。在服用安慰剂妇女所生的婴儿中，3 名婴儿也出现了相同的肺部疾病，不过这些婴儿中没有一个因此丧命。该组另外 9 名婴儿死于其他相关的问题。

负责监督临床试验的阿姆斯特丹大学医学中心在一份声明中表示，孕期服用辉瑞 Viagra 可能会在婴儿出生后对婴儿健康造成损害。该医学中心表示，与安慰剂相比，服用该药物后，婴儿肺部血管疾病的变化似乎更加显著，出生后死亡的机会似乎也有所增加。这项在荷兰进行的试验开始于 2015 年，预计将持续到 2020 年，将会有 350 名患者参加。

此前，有动物研究表明使用 Viagra 对宫内生长受限的幼崽产生了积极影响。动物试验的成功也使荷兰医院以及加拿大的其他研究团体对于这一机制充满信心。在英国进行的一项单独试验未发现任何证据表明使用 Viagra 可能有利于改善子宫内表现不佳的胎儿生长速度恢复正常，但也没有表明存在任何风险。

Viagra 有效成分为枸橼酸西地那非（sildenafil citrate），是全球第一个口服 PDE5 抑制剂，是辉瑞制药在研发治疗心血管疾病药物时意外发现的一种可治疗男性勃起功能障碍（ED）药物。一般来说，西地那非口服没有依赖性。如此"优秀"的发明让辉瑞仅用了半年就拿到了美国 FDA 的上市批件，Viagra 也成为全球第一个被批准上市的口服治疗勃起功能障碍的药物，被誉为"伟哥之父"的三位科学家还在 1998 年拿到了诺贝尔生理学或医学奖。

Viagra 上市 20 年，以西地那非为代表的口服药物被多个国家和地区的医学指南推荐为 ED 的一线治疗药物（如美国、欧洲、中国、日本等），也让辉瑞赚了个盆满钵满。在美国上市的第七周，该药就拿下了日处方 27 万张的销量，并在 2012 年达到峰值 20.51 亿美元的销售额，其主要贡献来自美国地区。2012 年 Viagra 在美国的专利到期了，其销售额出现了明显下降，2017 财年的营收为 12.04 亿美元，距离峰值下降了近 41.3%。

这是一场误导，可能是网站的编辑们并没有仔细阅读全文，真相是：这些婴儿在母亲体内时就本身发育不良或者合并有疾病，不用万艾可来尝试治疗，最后的结局要么流产要么死胎。但报道的采集非常片面，容易导致恐慌情绪，而且许多国家在进行类似试验，这次试验失败也算是侧面提醒了其他国家立即终止试验。

老马还是犹豫不定：希爱力与万艾可属于同一大类型药物，是不是我应该把希爱力停掉？

我非常肯定地问答：万艾可与希爱力的说明书中，本身就有一项禁忌，妇女或儿童禁用。

到目前为止，并没有临床研究提示男性服用万艾可会对精子质量、女性怀孕和胎儿的生长发育造成不良影响。

如果实在不放心，备孕期就不要服用万艾可吧。或者准确监测妻子的排卵期，及时停用万艾可，因为不怕一万就怕万一。

万艾可的半衰期较短，4 小时左右，药物经过 5 个半衰期后，体内血药浓度不到 3%，也就是说，停用 1 ~ 2 天，就已经绝对安全了。

至于希爱力，药物的半衰期为 18 ~ 36 小时，简单地计算一下，停药 1 周，也绝对安全。

老马心里的一块石头终于落地。

MEN

×

WOMEN

第二章

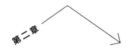

没有 "不糗" 的 男人，

只是不知自己

是哪款

1. 快有快的快乐，慢有慢的麻烦

大学毕业后在内、外科不同科室轮转两年之后，我终于定科了，泌尿外科，想想都荡气回肠。疏通自肾经由输尿管、膀胱、前列腺至尿道的人体下三路系统，春雨润杨柳般的细腻与酣畅。不过还得在病房里锤炼两年，才有单独上门诊的机会。

早出晚归地继续挨了两年，终于轮到我上门诊了，心中那个激动，扬花抽穗、春意知几许般的幸福。单独上门诊，对专科医生而言，意味着可以独立开展工作。

20 年前的那个下午，我正襟危坐，一本正经地诊疗属于我的病人。

真是出师不利，到了第三个病人就卡壳了。病人姓李，29 岁，鞋厂老板，看他裤腰带上挂着的雅阁车钥匙，就知道是个腰缠万贯的主，长相倒是天生励志。他的主诉：早泄。

哎哟，我还早泄呢！

其实早泄归泌尿外科的一个分支——男科学管辖，卡壳的原因很简单，我就没有系统钻研过早泄的相关知识。

李总很和善："不会看？"

我尴尬地低头："嗯。"

直言不讳总归比滥竽充数好，我们开始亲切地聊天，在属于我的诊室，居然有他乡遇故知的感觉，我坦言我也早泄，情况比他好不了多少。

我的第一次在北京。

我对京城是充满敬畏的，冲着辽、金、元、明、清的"天子之都"名号，不敬畏都不行。京城于我很神圣，第一次乘飞机的目的地是北京，第一次看国旗升起在天安门，第一次吃美国垃圾食品，在前门全中国第一家肯德基，肯德基又称"开封菜"，我的第一次"开封"也在北京。

20多年前民风淳朴，去小旅店开房必须出示结婚证明，最后我胆战心惊地在公主坟找一僻静之处，站着就完成了释放蝌蚪的成人仪式，甫一进门就一泻千里了，最多三秒钟，惭愧，完事了空气中弥漫着炸鸡腿的浓浓香味。回成都后又折腾了数次，情况虽有好转，最长纪录也达不到3分钟水平，早泄已成习惯了。

李总笑得花枝乱颤：哈哈，我们同病相怜啊，你好好研究，我们一起治疗。

翌日我去医院图书室检索资料，在美国精神病学协会1994年的《早泄诊疗指南》里翻到了最新的早泄定义：持续性或周期性最小刺激下，插入前、插入时、插入后不久，在个人意愿之前射精，并引起显著痛苦或影响伴侣关系。

没有对时间的具体描述，但我认为定义已经足够准确了。

当时推崇的主要治疗手段：精神及行为疗法。方法有两种，第一种是由Semans提出并由Masters和Johnson发扬光大的停止—挤压法；第二种是由Kaplan倡导的停止—暂停法。

优点：非创伤性治疗，无副作用。

缺点：需要性伴侣参与及配合，治疗周期较长。

伴随的严峻问题，实在不好意思向女朋友开口。混沌的20世纪90年代，是一个复杂而矛盾的时代，亦是一个公平到锱铢必较的时代，好坏从来参半：它的好，为单身增彩；它的坏，为婚后添堵。

继续翻阅其他相关资料，在美利坚零散分布有区域性早泄治疗中心，雇有专门的漂亮小姐全程亲力亲为，治疗效果良好。但美国是个奇怪的国家，不同的州有不同的法律，这事儿在有些州合法，在有些州不合法。

我给李总打电话："要不你去新泽西？"

他咬牙切齿："滚，去广汉就行了。"

那年春意盎然，我们野蛮生长。去就去。月黑风高夜，我爬上李总的雅阁车，满腔热血地向广汉进发。

那时成都到广汉的高速公路还没有开通，李总貌似轻车熟路地抄近道，到了一处三岔路口，迷路了。

李总指着不远处村里昏黄的灯光，对我说："找村民问问路。"

我一颠一簸地向村头走去，刚到村头的竹林，突然蹦出一条大黄狗，对着我娇嫩的屁股就是一口，哎哟妈呀，痛死老子了。

原来那些江湖传闻是真的，咬人的狗不叫，叫的狗不咬人。

我气喘吁吁地跑回车旁，对着李总一阵声泪俱下："回成都，打狂犬疫苗。"

后来你去了广汉没有呢？

没去。

伤口痊愈后痛定思痛，一个人也得活得像个团队，对着自己的心灵招兵买马。

只好尝试第二种方法：龟头涂抹麻醉剂。

那时没有现成的利多卡因胶浆、丁卡因胶浆等，我自己用 5 毫升利多卡因注射剂加 5 毫升液状石蜡调制，搅拌均匀即大功告成，性交前 15 分钟涂抹少许在龟头及冠状沟。

啧啧啧，妙不可言的妙，我的时间延长了。

李总却找我兴师问罪了："你配的锤子药啊，时间倒是延长了，我和婆娘完全没有快感。"

他的使用方法有误，将整个龟头完全放在自制胶浆里浸泡，过多的麻醉剂成分被龟头及阴道黏膜吸收，导致龟头及阴道感觉麻木，有快感才怪。

慢慢地，随着与伴侣的性行为沟通、适度使用黏膜麻醉剂，我与李总的早泄都治好了。

2. 快字诀，几番轮回

科学的日新月异，使早泄有了更多的治疗方法，国际性医学会（ISSM）也在不断修订《早泄诊疗指南》，2014 版对早泄的定义如下：

（1）原发性早泄指的是从初次性交开始，射精往往或总是在插入阴道 1 分钟左右发生；继发性早泄指的是射精潜伏时间短，通常少于 3 分钟。

（2）总是或几乎总是不能延迟射精。

（3）消极的身心影响。

翻译成大白话更简单：所谓的原发性早泄，从初次性交开始就出现早泄。继发性早泄呢？曾经有过一段正常的射精潜伏时间，然后再出现的早泄。

早泄的定义一直在医学界存在争议，因为性行为是男女双方的事，需要考虑女性感受，倘若女性需要达到性高潮的时间较长，10 分钟的射精潜伏时间在特定的情侣或者夫妻之间也可以称为早泄。

老实说，循规蹈矩地遵循指南不如没有指南，针对不同疾病，医生需要明察秋毫，需要目光如炬，需要顺藤摸瓜，合理采取综合性治疗措施，何况在男性的疾病史上，早泄是唯一要考虑女人感受的功能障碍。

不管是原发性早泄还是继发性早泄，治疗方法都大同小异。

我 20 年如一日对早泄进行锲而不舍的研究,积累了更多的经验,对不同的早泄病人,也采取不同的治疗手段。

在药物匮乏时代,经历了很多啼笑皆非的事。

在门诊治疗早泄病人,除了自制盐酸利多卡因胶浆,还想到了酒精的麻醉作用。

不过,对一般病人不能使用酒精麻醉的方法,我有最简单的处事原则:对病人,不教唆,不贬低,多鼓励。不相信"出淤泥而不染",离淤泥远远的。对朋友,尽量地雪中送炭,疯狂地锦上添花。

接受我酒精麻醉法治疗的清一色是我的朋友们。

酒精对人体的药理作用大致分为四期:朦胧期、兴奋期、麻醉期和呼吸麻痹期。在前两期内,酒精对中枢神经系统和性神经都起兴奋作用,少量饮酒确实有助于消除焦虑和解除身体的疲劳,起到助兴和激发性欲的作用。

如果饮酒量大或者量不大但对酒的耐受性过小,身体很快进入麻醉期,对中枢神经系统和性神经都会产生抑制作用,不仅不能激发情欲,反而会导致性欲减退,妨碍性冲动的传递,甚至造成勃起功能障碍,就不划算了。

那么答案就出来了,微醺最好。

保持微醺状态(朦胧期、幸福期),对部分男性而言,确实可以降低龟头敏感度,延长射精潜伏时间,增加战斗力;而对另一部分男性,反而可能加重早泄。

微醺状态下的女性呢?似乎曼妙无比。

不过,性爱涉及的因素太多了,酒精并不总是灵丹妙药。

酒后性爱的副作用:

（1）动作太大造成系带撕裂、阴茎海绵体断裂；女方疼痛，后穹窿损伤。

（2）容易伤风感冒。

（3）容易意外怀孕。

（4）长此以往，诱发男性勃起功能障碍和女性性冷淡。

两害相权取其轻，对酒精麻醉法治疗早泄，我毫不犹豫地选择了放弃。

在药品的研发史上，总有一些阴错阳差的好事发生。1985 年由全世界最大药厂美国辉瑞公司原发研究出了第一个治疗强迫症的抗抑郁药盐酸舍曲林，1994 年在美国上市，在对强迫症病人的回访调查中，发现盐酸舍曲林有延长射精潜伏时间的作用。

2004 年，盐酸舍曲林在中国上市。

舍曲林属于 5- 羟色胺再吸收抑制剂，美国强生公司比美国辉瑞公司捷足先登，进一步研究 5- 羟色胺再吸收抑制剂治疗早泄的机理。以前大多认为早泄主要由于龟头敏感度太高、心理因素造成，但拜耳公司的研究小组得出了一个结论，5- 羟色胺是射精过程中的关键神经递质，下丘脑、脑干和脊椎中存在多种 5- 羟色胺受体，中枢神经系统的 5- 羟色胺在男性性行为的神经控制中起到抑制作用，也就是说 5- 羟色胺水平升高可延迟射精。

于是，一代治疗早泄的神药必利劲（盐酸达泊西丁）研发成功，并于2013 年 12 月在中国上市，迄今为止，必利劲是欧洲国家与中国 CFDA 批准的唯一针对早泄的治疗药物。

2013 年，杜蕾斯公司生产的持久装避孕套上市，该产品末端添加了含有苯佐卡因（Benzocaine）的延缓剂，可延缓男性在性生活中达到高潮的时间。

延时型喷雾剂的研发成功使早泄的治疗方法变得更加丰富，尤其是日本产的倍洛加延时型喷雾剂，号称纯天然材料制作，成分不详，是全球销量第一的延时型喷雾剂。

倍洛加延时型喷雾剂最早用于避免日本男优在拍摄岛国电影过程中发生早泄，效果非常好，1997年底在欧美国家上市并逐渐走向全球，可惜在中国没有上市。

就这样，早泄的治疗手段丰富多彩了起来。

3. 男人的问题需要男人解决

治疗早泄，讲究个体化、经验化治疗，并非单一地使用某种方法就可以获得治愈的机会，很遗憾，在我诊治的早泄病人中，彻底治愈的早泄病人并不多，大部分只是改善症状。

早泄有个特点，随着年龄增加、性经验的积累，早泄会呈现逐渐好转的趋势。早泄是诗，持久是散文，其实，从诗晋级为散文何尝不是一个美妙的过程呢？

我的最大体会是，早泄适宜采用性行为疗法、口服药物、延时型喷雾剂、延时型避孕套、心理诱导治疗等的组合疗法，简称早泄的鸡尾酒疗法。

最简单的性行为疗法：

（1）三指法：快射精时抽出龟头，三指捏压龟头至有痛感为止，再进入，循环往复。

（2）性交体位最好采用女上男下位，女方身体向后仰，使阴茎处于一种相对憋屈的位置，女方动静结合，反复暂停，以提高龟头感觉阈值。

药物治疗呢？

（1）盐酸利多卡因胶浆或盐酸丁卡因胶浆，在性交前 15 分钟涂抹少许于龟头和冠状沟，可以有效降低龟头敏感度。此法价廉物美，具有超高性价比。盐酸利多卡因胶浆或盐酸丁卡因胶浆属于黏膜麻醉剂，必须去医院买。

（2）舍曲林本来是抗抑郁药，目前是治疗早泄的第二号药物，但副反应也显而易见，譬如恶心、腹泻、勃起功能障碍、性欲减退、嗜睡、头痛、眩晕、口干、失眠等，不同个体表现出很大的差异，有人几乎没有副反应，有人刚刚服用一次就天旋地转。

用法：每日一次口服给药，剂量为 50 毫克，推荐晚饭后口服。

舍曲林可以长期服用，也唯有长期服用才有治疗早泄的效果。多数病人停服舍曲林之后会出现症状反弹。

记住：舍曲林是处方药，美国辉瑞公司生产的舍曲林的商品名叫左洛复，不是我嫌弃国产舍曲林，但是，美国的左洛复确实效果更好。

（3）必利劲是治疗早泄的头号药物，必利劲常能立竿见影，当天就可以起效，性交前 1 ~ 3 小时口服。但是，大规模的临床研究表明，必利劲只对 70% ~ 80% 的早泄病人有效，能够延长射精潜伏时间 2 ~ 4 倍。

用法：性交前 1 ~ 3 小时，口服必利劲 30 毫克。

必利劲可以长期服用，多数病人停服必利劲之后会出现症状反弹。

（4）倍洛加一代产品，每盒一支 5 毫升，一次使用约为 0.1 毫升（1 滴），一支根据各人个体差别可使用 20 ~ 50 次。

倍洛加二代产品，每盒一支 10 毫升，一次使用约为 0.1 毫升（1 滴），根据各人个体差异一支可使用 50 ~ 100 次。

使用方法：外用，按压，一次约 0.1 毫升，将液体喷于手掌中心，然后再用手掌搓揉龟头和冠状沟部位，把液体主要涂抹在龟头和冠状沟部位，阴茎体也可以适当涂抹，用手轻揉均匀，促进吸收，15 ～ 20 分钟起效，效力可持续 1 小时左右。

特别提醒：由于个体差异，效果欠佳可以加大剂量，喷涂 2 ～ 3 次（将阴茎抽出体外重新喷涂），性交时讲究由慢到快的节奏。

倍洛加二代增强型（10 毫升）除了在分量上是一代（5 毫升）的两倍外，在效果方面比倍洛加一代产品略有加强，另外它的配方里还加入了适当刺激女性性快感的成分，所以二代更实用更划算。

（5）性交时使用杜蕾斯持久装避孕套，可以有效延长射精潜伏时间。

（6）心理诱导，性交时想一些不开心的事情，譬如手机丢了，被领导批评，失业了……

以上的各种方法中，性行为疗法是重中之重，辅以其他治疗方法中的一种，构成不同的组合，变换着使用，可以达到最佳的治疗效果。

MEN

×

WOMEN

第三章

包皮，

割吧割吧

不是罪

1. 包皮环切：儿命青丝悬

成为泌尿外科医生的第一步，是学会做包皮环切术。

这是一个貌似简单的手术，却处处蕴含智慧。

玩微博以来，发现微博设计了一个奇怪的功能，你可以收到未关注人的私信，估计是为了避免博主错过粉丝们的嘘寒问暖。于是问题出来了，我发现关注的人没有几个主动私信我，未关注的人倒是私信得勤快，问诊的目不暇接，全是包皮、包皮、包皮……

包皮手术小归小，说起来不得了，谁家没有男人啊，是男人都有那玩意。而一项具有统计学意义的研究表明，全国人民最关注的手术，包皮环切术紧跟在剖宫产手术之后，荣登第二。

作为微博最有影响力的医疗大 V 之一，我必须科普一次包皮环切术。

大学刚毕业不久，我就开始环切包皮了，别指望有上级医生教你，自己偷师学艺，然后拿出手术学图谱按图索骥。手术学言简意赅，背侧切开包皮环切术。印象中第一次为一名中学生做环切包皮手术，耗费了我一个小时，因为我切除的包皮锯齿状不均匀，我不停地修剪，最终累得满头大汗完成了手术，还是像根狼牙棒。我在心里默默祈祷：不要怪我啊，大弟弟与小弟弟，车到山前必有路，有路我没刹得住。

反正无伤大雅，狼牙棒使用起来也挺顺溜的，我并没有把包皮环切术放到心里去，直到有一天与四川省著名的小儿泌尿外科教授陈绍基同台做一例尿道下裂手术，他把复杂的皮瓣翻转好了，嘱咐我缝合。陈教授一边看我缝合一边骂我："间距与皮肤对合都有问题，你得在门诊多做包皮环切术训练手艺。"

之后我开始潜心研究包皮环切术，慢慢有了一些心得体会。

意外地在一本外科杂志上看到，人的头发偶尔会被整形外科医生用于皮瓣的缝合，我琢磨了几天，认为头发可以用来做包皮环切术的缝合线。更欣喜的是，医院有两位前辈曾经有过用头发缝合包皮切口的经历，只是后来嫌找合适的头发麻烦，同时担心头发的张力不足以对抗阴茎勃起，如果头发断裂导致伤口裂开，那就弄巧成拙了。

我决定试试。

选择的第一例病人是 6 岁的男孩，可是找谁去要头发呢？

急诊科有一名护士，身材高挑，五官靓丽，与我同一年分配到医院，一直在急诊科上班，从不化妆，有一头及腰的乌黑秀发，下班后解开盘曲的头发，风吹过，漂亮极了。有时她从我的身边走过，我会对着她的背影发呆，眼睛忽然在一朵云中，或一汪水里，或一瓣花上，或一线光里，轻轻地一闪，像归燕的翅，只需一闪，我便感到无限的春光。我想她是很自信的，当女人发质的优越性在不加修饰的情况下依然耀眼，比那些"清汤挂面"的头发，就多了几分天然的质朴和秀美。

我喜欢她，她喜欢我吗？我不知道，但我需要她的头发，毋庸置疑。

有天我终于鼓足勇气，把她叫到急诊科门外的僻静之处，有些语无伦次道："扯两根你的头发送我，好吗？"

她一脸娇羞："你要头发做啥呀？"

头发是女人柔情万种的性感工具，当女人的发梢滑落，<u>丝丝</u>扫过男人的肌肤时，有多少根发梢便会传递多少根柔情蜜意。男人直接要女人的头发，效果与示爱是一样的。

为了掩饰心虚，我尴尬地东拉西扯："学地雷战的土八路，研究发丝地雷的做法。"

她嫣然一笑："不说明具体用途，我不给你。"

我只有撒谎了："用你的头发做书签。"

她摘下护士帽，精挑细选了两根头发扯下，递到我的手里。

这就是我要的头发，发尾不分叉，头发的光泽度、厚度、韧性、柔软度恰到好处。头发的消毒非常简单，在酒精里浸泡两个小时，接下来进行的手术，缝合时打结的动作需要十分小心和细腻。

与我预想的一样，十天后头发从男孩的包皮环切伤口缝合处自动脱落了，省略了拆线的程序。

后来我频频使用头发来做缝合线。头发是角蛋白，十天后因为缺血和排斥反应，头发会在伤口缝合处断裂，起初的十几例用于小儿，后来尝试用于成年男性，均取得了不错的效果。

做了30多例，护士妹妹终于知道我要她头发的原因了。记得那是一个秋天的下午，我戴着索尼随身听一边走一边和着旋律哼唱陈淑桦的《梦醒时分》，背后突然被人猛然一击，回过头去，是怒气冲冲的她："你真不是个东西。"

我在脑海里努力搜寻词汇准备解释，护士妹妹已经跑得不见踪影，随身听里的歌词也太应景了："有些人你现在不必问，有些人你现在不必等。"

著名作家刘原在《南都周刊》发表评论：网上有一个泌尿外科医生，他常问一个长发护士讨要头发，护士总是羞答答地剪给他。后来他向同事介绍经验说，在包皮环切术中使用头发做缝合线可以在十天后自然断裂，避免拆线，最好不过。后来护士知道了自己的无数青丝竟是给无数龟头殉葬，目光一凛，此生再也不理这个焚琴煮鹤的"王八蛋"。

我真的是"王八蛋"吗?

之后的一年多，我还是坚持用头发做包皮环切术的缝合线，头发来源于门诊部的那些女病人或者病人的女家属，我穿着白大褂在人头攒动的门诊大楼转悠，遇到中意的头发了，便走上前去死皮赖脸地搭讪，但不敢声明是包皮环切术专用，辩称一些精细的手术需要头发做缝合线，她们大多慷慨拔发，印象中有两名千娇百媚的女子，估计把我当色狼了，怒不可遏地骂我："神经病！"

那是 20 世纪 90 年代中期，我用头发做缝合线做了近 400 例包皮环切术，没有一例出现伤口感染和伤口裂开，稍微有些遗憾的是，小部分病人术后头发缝合线没有顺利脱落，最后还是需要拆线。

迄今我依然认为，发质优异的女性长发是包皮环切术最好的缝合线。

2. 手术小归小，说起来不得了

缝合线算是阴错阳差的美妙发现，手术技巧到底怎么样呢？

我对传统手术进行了一些改良，做出来的包皮越来越漂亮了，本院一名神经外科医生特意指定我为他毕业没多久的儿子做包皮环切术，我觉得好诧异，嫡系部队不是找泌尿外科主任亲力亲为吗，干吗找名不见经传的小医生呢？

他说："你少给老子装，没人做得比你更好了。"

换药室的护士姐姐也告诉我，来门诊换药的包皮环切术术后病人，拆开纱布，伤口最整齐的绝对是我的作品。

从那时开始，我包揽了嫡系部队的所有包皮环切术，大家送给我一个非常二百五的称呼：包皮小王子。

那么，包皮环切术究竟是怎么一回事呢？

据说人类大规模的环切包皮始于"二战"时期，当时巴顿将军的麾下将士经常因为包皮炎和包皮溃烂而导致减员或丧失战斗力，巴顿将军望着前方的重峦叠嶂，愤然决定团割包皮，不再叉开双腿捂着裤裆的将士们更加骁勇善战，一定程度上改变了"二战"格局。

如今，包皮环切术成为世界上做得最多、最常见的男性手术，目前美国有许多区域性的规范化包皮环切中心，与中国部分男科医院天花乱坠的虚假广告宣传形成鲜明对比。

追溯包皮环切术的历史，还是挺有趣的。除去宗教信仰和民族习惯（基督徒似乎已经废除了为男婴环切包皮的习俗），环切包皮的主要目的在于预防性传播疾病和阴茎癌，有相当一段时间，美国医生比较教条主义，喜欢对男婴施行包皮环切术，到20世纪70年代达到高峰，当时超过80%的男婴环切了包皮，之后的比例逐渐走低，21世纪初，美国男婴做包皮环切术的比例大概是60%。

2008年是一个分水岭，美国国家卫生研究院（National Institutes of Health，NIH）终止了两项包皮环切术的临床试验，因为结果已经确凿表明：包皮环切术可以有效预防艾滋病，接受包皮环切术的男性比未接受者HIV（人类免疫缺陷病毒）感染率至少降低了51%，相关论文发表在《柳叶刀》杂志上，这一发现称为开创了艾滋病防治的新时代。

美国疾病控制与预防中心（Centers for Disease Control and Prevention，CDC）开始向男性和男婴家长宣讲包皮环切术的好处，男婴包皮环切术的比例又开始逐年增加，到了2012年，美国儿科协会（American Association of Pediatrics，AAP）的态度从以前的不明朗变得坚决了起来，建议：儿童（包括男婴）的包皮环切术的收益大于风险，并把包皮环切术纳入社保范围。

这就是在美国所有男婴被推荐做包皮环切术的原因。

3. 如果"滚动感"要被剥夺，还切吗？

几乎所有的男婴都会有合并生理性的包皮过长、包皮过长、包茎，我自己根据经验认为：

（1）新生儿期及幼儿期的小儿（0～3岁）包皮过长及包茎，无须处理，观察等待；

（2）5岁以上的小儿包茎，必须手术；

（3）包皮过长，能够外翻至冠状沟、没有粘连或少许粘连的小儿，不需要手术；

（4）包皮过长、粘连严重、包皮勉强能够外翻露出尿道口，是包皮环切术的绝对手术指征；

（5）成年男性，反复发生包皮炎、龟头炎，建议手术。

小儿包皮环切术的年龄，个人认为5～7岁最佳，因为此时小儿基本懂事，能够配合局部麻醉，这时做最大的好处是，待过了青春期的蓬勃发育时期，发育成熟的阴茎几乎看不出内外板的色素差异及手术痕迹。

每到寒暑假，门诊有大量的包皮过长的小儿被父母带着来医院咨询或预约包皮环切手术，年龄小于5岁的，劝退，不做特殊处理；大于5岁的，根据小儿的具体情况给出治疗意见，或等待观察，或安排手术。

有许多家长，因为小儿包皮下的白色疙瘩来医院就诊。白色疙瘩是俗称的包皮垢，出于包皮过长及包茎的原因，小儿排尿时，尿液也渗入包皮与冠状沟粘连之间的一些小空隙，与包皮内板的皮脂腺发生化学反应，变成了包皮垢，合并异味，长期积存的包皮垢逐渐变成坚硬的块状，让家长误认为是长了"瘤子"。

新生儿期及幼儿期的小儿（0～3岁），这种情况无须处理，待他们5岁以后再来医院由医生决定治疗方式。

包皮过长，可以外翻到接近冠状沟的小儿，用手法分离粘连可以获得良好的效果，剥离的时机可选择在小儿5岁以后，能够在家长及医生的引导之下接受治疗。

有天我去朋友家里玩，朋友的儿子恰好属于这种类型，我指着小堆白色包皮垢对他说："这是虫虫呀，不弄出来会吃掉鸡鸡的，以后你就像女孩子一样蹲着厕尿了。"

他同意我用手帮他剥离，真的很痛，就在他要拒绝我继续进行下去的时候，我突然号啕大哭："虫虫把叔叔的手咬了，痛死我了。"

他赶紧拍着我的背，用极端扭曲的痛苦表情安慰我："叔叔，我不哭你也别哭啊！"

随后，我的朋友坚持为他的儿子做包皮上翻及清洗，每天上翻是为了避免包皮与冠状沟重新粘连，清洗用清水就可以了，千万不要用肥皂及沐浴露，碱性的肥皂及沐浴露会刺激到包皮内板的皮脂腺，导致重新沉积包皮垢。

最近几年，包皮上翻及清洗越来越受到泌尿外科和小儿外科医生的诟病，每天外翻包皮及清洗是一个艰难的任务，翻转手法及清洗方法不当反而会造成小儿疼痛，产生抗拒心理，所以，越来越多的医生反对家长对小儿包皮强行上翻清洗，如有反复合并尿路感染及龟头炎，行包皮环切术是最有效的治疗手段。

美国儿科学会和加拿大儿科学会形成了共识：不提倡强制上翻小儿包皮进行清洗，因为会引起疼痛、撕裂、出血，甚至导致瘢痕粘连、疤痕包茎。

这个观念需要在小儿家长中进一步普及。

包茎，包皮过长、粘连严重、包皮勉强能够外翻露出尿道口，是包皮环切术的手术指征，手术可以达到彻底清除包皮垢及外露龟头的目的。

业界公认的手术方法有四种：

背侧切开包皮环切术；

袖套式包皮环切术；

包皮环套术；

包皮吻合器。

包皮环套术和包皮吻合器是目前最风靡的术式，简单、省时、省力，各地的医生按照自己喜欢和熟悉的方式进行包皮环切术即可。

有一个误区需要纠正。

不行包皮环切术会影响小儿的发育吗？答案是：不会，绝对不会。

医院后勤处的张胖子找我预约他儿子的包皮环切手术，尽管我对做包皮环切术已经深恶痛绝，还是一口应承下来了。

中午加班了，张胖子把他儿子带到了门诊手术室，让我心里略有些不爽的是，老张把他弟弟的儿子也带来了，我倒抽一口凉气，两个孩子，一个9

岁，一个 7 岁，都是小胖子。

胖子小儿与胖子成人的共同点是：跑步时腹部的抖动幅度明显超过丁丁。胖子小儿行包皮环切时，常因耻骨前脂肪堆积而增加手术难度；胖子成人则因那一层浑圆的肚皮相隔，再也见不到曾经笑傲江湖的鸡鸡。

我与张胖子打哈哈："你太可怜了，胖得只剩肉了，再不减肥，以后坐下都成问题，必须要两条板凳，一条搁屁股，一条搁肚皮。"

泌尿外科医生都不喜欢给胖子小儿做包皮环切术。

先做张胖子的儿子，9 岁，56 千克，比我还重，肥胖，阴茎完全被耻骨前的脂肪埋进去了。

这熊孩子，一堆肥肉，还胆小如鼠，估计经常在医院玩的缘故，懂不少医学专用名词。

"叔叔，为什么没有如无痛人流一样的无痛切包皮啊？"

我耐心解释："那得全麻，全麻会影响你的记忆力，你以后要变成瓜娃子，何况你爸爸要多花 1000 元钱，划不来，这样吧，你接受局麻手术了，节约下来的 1000 元钱归你。"

我对着张胖子使眼色，张胖子心领神会："那是肯定的，乖儿子！"

对实在不愿意接受局麻的小儿，手术前可采用丙泊酚静脉滴注做全身麻醉，缺点是增加了手术成本，需要麻醉师给药及进行心电监护、呼吸监测，丙泊酚静脉滴注后，迅速分布于全身，40 秒钟内小儿进入睡眠状态，我喜欢称呼丙泊酚为"幸福牛奶"，因为它是状如牛奶一般的白色液体，小儿在完全无痛的情况下接受手术，手术医师应该迅速地完成手术，以防止过多的丙泊酚进入体内产生副作用，但不会影响术后小儿的记忆力及智力。包皮环切手术前医生一般会与家长联合欺骗小儿，最常用的借口是：（1）鸡鸡里有虫虫，不逮虫虫出来会吃掉你鸡鸡的；（2）不把包皮切掉，鸡鸡是长不大的，以后你就娶不到媳妇了；（3）全麻以后你会变成傻瓜，何况局麻也不痛，就像蚂蚁咬了你一下。

手术真是艰难，得一边用手指牵拉出阴茎，一边用手掌下压住脂肪，汗流浃背地做到一半，张小胖打死也不要我继续进行下去了，他说他爸爸是骗子，譬如说去香港迪士尼，都三年了，还没有兑现对他的承诺。

赶紧叫手术室外的张胖子送了 1000 元钱进来，张小胖数着那一沓钞票，流下了幸福而痛苦的热泪。

过于肥胖的小儿，泌尿外科医生常常拒绝为他们做包皮环切术，或者干脆安排他们入院手术，不少泌尿外科医生喜欢切除耻骨前多余的脂肪，将阴茎与阴囊交界处的皮肤用缝线固定在浅筋膜表面，这样术后才能恢复正常的外观。

我不喜欢这样做，依然按照我的手术方式进行，尽管做出来的效果很难看，会阴部只有个类似肚脐的眼，费劲扒开，才是胖小儿的鸡鸡，不过放心好了，发育成熟时，丁丁会钻出来的。

这是我手术时间最长的包皮环切之一，一般的小儿，15 分钟搞定，张小胖耗费了我 45 分钟。

接着做第二个，张胖子 7 岁的侄儿，躺上手术台，我拼命掏出他的阴茎，包茎，阴茎皮肤背侧短、腹侧长，切开后肯定也是内板多、外板少，诊断为隐匿型阴茎，得入院行隐匿阴茎矫正术。

一听说住院，张胖子的胖侄儿立即号啕大哭，他以为可以故技重施，学他哥哥一样敲诈 1000 元钱到手。

张胖子忧心忡忡地问我："等他长大点再做，行吗？"

我回答："不行，虽然不影响发育，但可能影响到以后丁丁的形状。"

正常阴茎皮下有一层疏松而无脂肪的筋膜，叫肉膜，它将两层包皮隔开，肉膜有很强的弹性，所以阴茎体能够在皮下自由地滑动。

隐匿型阴茎在临床上并不少见，发病机制尚不明确，表现为肉膜短缩、增厚，形成无弹性的纤维索带，限制了阴茎的伸出。

做手术那天，张胖子的弟弟及弟媳来了，两口子很焦虑，不停问我："能治好吗？"

我淡然地笑笑："应该没有问题。"

其实我想说肯定能痊愈，但目前日趋紧张的医患关系造成了医院的潜规则，医生与家属术前谈话时，会有意夸大治疗或手术的风险，以更好地保护自己，对一般的朋友也不例外。越来越多的医生，把患者及家属当成了潜在的敌人，当最后的治疗效果没有达到预期的效果时，多数患者及家属变脸比变天还快。

对于隐匿型阴茎，许多二级医院的医生也未能充分认识到此病的解剖学变异，当成一般的包茎来施行包皮环切术的不胜枚举，术后不仅不能恢复阴茎的正常解剖位置，而且容易发生包皮口狭窄及皮肤短缩，给今后的治疗增加了困难。

隐匿型阴茎的手术并不复杂，一般采取 GB-Devine 术式。

手术要点：

（1）扩大狭窄的包皮口，延长过短的阴茎皮肤；

（2）切除限制阴茎伸长的纤维索带和增厚的肉膜，牵出隐匿的阴茎海绵体；

（3）将阴茎根部皮下固定于白膜，防止阴茎回缩。

关于隐匿型阴茎的手术时间，存在一些争议，多数泌尿外科医生认为，手术应该在青春期发育前进行，即12岁以前。

还有一种比较常见的阴茎发育畸形——蹼状阴茎，指阴囊的皮肤延伸到了阴茎的腹侧（系带侧），阴茎发育正常，因为阴囊的皮肤延伸，造成部分阴茎皮肤与阴茎体不附着，这种情况一目了然，家长都可以对自己的宝贝儿子进行检查。大部分蹼状阴茎的手术采取横行切开蹼部皮肤，使阴茎与阴囊分开，并将阴囊固定在阴茎根部，纵形缝合切口。这是一个简单的物理学原理，横行切开纵形缝合，阴茎的皮肤自然就拉长了。当然，少数严重的蹼状阴茎，需要做复杂的皮瓣转移。

包皮环切术后有哪些注意事项呢？

最好休息1～2天，少活动，避免出血，酌情使用抗生素及止痛药。在中国，包皮被列为Ⅰ类手术（无菌手术），按照卫计委出台的史上最严格的抗生素合理使用原则，医生在术后开具抗生素的处方是违规的，这实在有些矫枉过正，许多医生无奈之下只有在包皮过长的诊断上加上一个虚假的合并包皮炎。

饮食上，不吃燥辣食物、不喝酒。

所以，不要小看小小的包皮手术，小手术蕴含大智慧，尤其是阴茎看起来很小或者阴茎理藏进脂肪内的患儿，最好到三甲医院找临床经验丰富的医生看病。

成年男性是否需要做包皮环切术？

答案是肯定的，反复发作的包皮炎、龟头炎就是要做包皮环切术的指征。

但是，必须告诉大家几个事实。

在人类的祖先茹毛饮血的原始年代，包皮还是很有用处的，后来慢慢穿上了裤子，包皮对龟头的保护作用就不那么重要了。

包皮还有其他的好处，主要有两点：

（1）根据美国的一项调查，多数女性喜欢天然和野生状态的丁丁。

（2）在性生活或自慰时，包皮内外板的皮肤处于滑动状态，有着令人舒服的"滚动"感（rolling bearing）。

成年男性盲目进行包皮环切术，可能导致滚动感的消失。

有相当一段时间，泌尿外科医生认为：男性龟头长期被包皮包裹，极少与内裤摩擦，所以表层细嫩，啪啪啪时，龟头在女性阴道里充分暴露，对摩擦、温度变化极其敏感，是导致早泄的原因之一。

所以十多年前，很多医院把包皮环切术作为治疗早泄的手段之一。

后来发现效果并非那么理想，约翰·霍普金斯大学 Ronald Gray 的研究小组比较了由超过 2000 名男性构成的两个组所做的双盲对照试验结果：一组的男性在两年研究期的开始做了环切手术，另外一组中的男性一直不做手术。当男人们被问及性欲、功能和满意度时，研究者发现并无明显差异。

国内的一些医院针对包皮环切术治疗早泄的作用也进行了临床研究，很遗憾，结果让人灰心丧气，在严格的统计学分析中，包皮环切术治疗早泄得不到漂亮数据的支持。

有没有包皮环切术后早泄症状得到明显好转的呢？有！这个比例还不低，占到了 15% ~ 20%。（只是与安慰组做对照，没有明显的统计学差异）。

所以，当患有顽固性早泄的男性用尽各种方法病情始终得不到缓解时，可以尝试做包皮环切术，反正利大于弊。

4. 低价诱人，小手术如何变成大窟窿？

因为儿保医生和家长们认识上的误区，每到暑假或寒假，各大医院泌尿外科门诊人满为患，而其中的 1/3，是家长们带着他们的宝贝儿子来做包皮环切术。

在家长心目中，只要能够得到最好的手术效果，不求最好，只求最贵。

每个省、市对包皮环切术的定价不一样，价格出入很大。以我所在的成都市为例，背侧切开包皮环切术和袖套式包皮环切术的价格是 1000 元左右，因为使用的可吸收缝合线的价格差异很大，从几元到几百元不等，所以最后的花费也有明显差异。包皮环套术更贵一些，价格基本超 2000 元了。而包皮吻合器最贵，我见过最贵的包皮吻合器，不包括手术费用，器械就超 3000 元了。

我对大家的建议：去一家公立三甲医院的泌尿外科，找一位 40 岁左右的中年泌尿外科专家做包皮环切术，不要太拘泥于价格，医生会根据他的喜好选择手术方式，价格在 2000 元左右。

民营男科医院太多猫腻，不要去。

列举 2017 年最轰动的两个手术中要求患者加价的案例。

2017 年 7 月 29 日，长春市民马明（化名）向吉林省最有影响力的报纸《新文化报》的记者讲述了自己的经历。他的朋友介绍他到长春市的某医院做包皮手术，医院一开始收取了610元手术费，术中突然临时加价，最后一共交了10000多元钱的手术费。

而2017年12月10日，文山市民王先生向媒体反映称，文山某医院在对其进行男科手术时，中途突然停止治疗，要求其缴纳近18000元手术费和治疗费后才能继续手术。

两则术中要求病人加价的消息经过媒体报道后，医院停业整顿，相关医生受到处理，至于处理的最后结果，就语焉不详了。

以"手术加价"作为关键词在百度搜索，有194万条搜索结果，让人触目惊心。

手术中途要求病人加价的例子几乎都具有以下特点：

（1）发生在不良医院的居多。

（2）低价诱人，术中加价。起初做的都是小手术，譬如包皮环切术，手术中途突然要改变手术方式，譬如微雕绣式包皮环切术、欧式包皮美容术，手术方式真的改变了吗？没有，医生会向你展示一种看起来很高档的仪器，说通过仪器辅助，术后效果更漂亮。

（3）术中谎称突然发现了新情况，需要做前列腺囊肿切除、背神经阻断术等。

（4）面对血肉模糊的伤口，不同意怎么办呢？多数病人被迫选择了同意，在增加的手术项目中签字。

没有带够手术费没关系，手术后抵押身份证即可，有的男科医院有一整套追讨欠费的办法。

对于小儿包皮环切术，我都采用传统方法，不用换药，甚至不需要再来医院复查。对大多数的小儿包皮环切术，我喜欢用电刀离断包皮系带，而手术时离断系带可以避免术后出现有碍观瞻的赘肉。医学教科书中关于包皮系带不能离断的说法是错误的，系带有阴茎背神经的细小分支经过，一定程度上说，离断了系带的丁丁不仅不会影响勃起功能，反而对预防以后的早泄有一定效果。

小儿包皮环切术后的恢复时间，与包皮内板和龟头的粘连程度有关，手术过程中，医生要剥离包皮内板与冠状沟、龟头的粘连，愈合过程与烧伤创面的愈合过程差不多，都有类似脓液一样的渗出、结痂和脱痂过程，许多家长误以为是感染，各种忧心如焚，其实这些是正常现象，粘连越严重，恢复时间越长，家长们不需要特殊处理，待痂壳脱落，漂亮的鸡鸡就新鲜出炉了。

小儿的包皮环切术，术后疼痛一般都可以耐受，不需要服用止痛药。

5. 环切 DIY，只是个黑色幽默

前年八月的一个下午，急诊外科通知我去会诊，21 岁大学生，在宿舍自己为自己做了包皮环切手术，出现大出血，被两名同学紧急送医院就诊。

对我来说，这堪称骇人听闻。

送病人去门诊手术室，拆除包皮环，电刀止血，重新缝合并进行加压包扎，10 分钟完成他的第二次手术。

追问病人，他在淘宝上买了包皮环切器，自己按照说明书按部就班地进行手术，有撕心裂肺的痛，但坚持下来了。

我是不是落伍了，居然不知道包皮环切器的存在，更没有进淘宝逛过。

万事不求人，肯定不是人。

原来在淘宝上，也有这么多商机。尤其让我瞠目结舌的是，居然有那么多人以鸡试器。

为了验证消息的准确性，我上淘宝以关键词"包皮环切"进行搜索，出来了 16.7 万条结果，对此我就一个字：服。

我由衷地对先行者们表示敬意。

看包皮环切器的外观，琳琅满目，与包皮吻合器的外观太相似了。

淘宝上的包皮环切器大多是包皮阻复环，属于情趣用品。不着急，继续搜，出来了，一次性包皮环切缝合器，价格 260 元，成交记录 18 次。

没有找到传说中的刷单。

但看了几个论坛的帖子，里面充满了对包皮环切器的血泪控诉，最后效果是狼牙棒的，导致丁丁弯曲的，不胜枚举。

不管哪一种方法，都需要医生对丁丁的外观进行评估，然后由医生采取他擅长的方式施行手术。

不同的医生，做出的包皮也有差异。

环套法，号称使用了中国商人商建忠先生 2002 年开始研发的全球专利产品，名为中国商环，拥有独立的知识产权。在浙江某三甲医院，几位医生锲而不舍地推广中国商环，每年不定期举办环套法的培训，主要针对非洲人。

在欧美国家，环套法和吻合器并没有得到广泛的开展。这样说吧，中国商环和包皮吻合器是被过分夸大了手术效果的产品，对后遗症几乎只字不提。业界尚富争议的手术方式，却被不良厂家拿来制造伪劣产品在网上兜售。

包皮吻合器的机理与环套法差不多，具有手术时间更短的优点。

无论采用哪一种手术方式，手术医生必须经过专业训练。

DIY 包皮环切，是黑色幽默，是脑袋大、脖子粗，思维笨得像头猪的傻瓜的行为。

爱护丁丁，远离淘宝上的包皮环切器，因为我们只有一根丁丁！

包皮环切术后也有并发症出现，近期并发症，譬如出血、感染；远期并发症，譬如外观不佳、切除得太多导致丁丁弯曲。

术后感染和出血的发生比例是 1% ~ 3%，由我主刀完成的包皮环切术，出现感染的病人只有一例，而出现术后出血的，有十几例。

术后感染以每天换药和应用抗生素进行治疗，包皮的自我愈合能力很强，要不了多久就会长好。

术后出血与医生在手术过程中止血不彻底有关，轻微的出血，一般用棉签压迫出血部位 10 分钟，即可止血。而大量出血，往往与较大的动脉、静脉重新开放有关。

为了使术后出血能够及时得到处理，术后我一般会给病人留下我的工作电话，有个病人的大出血经历让我记忆深刻。他 19 岁，也是大学生，打电话时我已经离开成都飞上海开会，他急中生智，利用检查轮胎漏气的方法，将整个丁丁泡在一盆水里，迅速找到出血部位，用棉签压迫半个小时，成功止血。

如果术后发生大量出血，需要去医院进行再次止血。

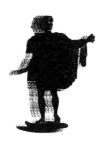

第四章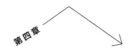

传说中的

"五指姑娘" 与

"中指少爷"

1. 让我们的子弹飞起来吧

大概是 1995 年的春天，门诊来了一个病人，17 岁，高三的学生。

当时我还不具备单独看门诊的资历，跟着我的老师，四川省泌尿外科开拓者之一，著名教授吴炳泉一起学艺。

病人姓周，看上去很焦虑，吴炳泉教授只问了一句："什么地方不舒服？"

他就哭起来了，泪水零落，洒落一地悲伤。

他的症状很简单：尿道口经常出现半透明状分泌物，伴轻度尿频和睾丸疼痛，无尿痛。

我的脑海里飞快地掠过一种疾病：慢性前列腺炎。

吴炳泉教授仔细询问他的病史："有没有性生活？有没有'打飞机'？"

小周回答："没有，一次也没有。"

褪下裤子检查，小周做过包皮环切术，尿道口无红肿，睾丸、附睾的触诊都没有异常发现。

吴炳泉教授为小周开具了尿常规检查，20 分钟，结果出来了，一切正常。

为什么小周如此悲伤呢？

小周说，他自己去西南书城查阅了相关的医学书籍，高度怀疑是淋病，而淋病的后遗症之一，造成尿道狭窄、性功能障碍、男性不育，他认为他的这辈子完蛋了。

我很能体会小周的心情，他太敏感，敏感到随时随地察言观色到让自己心塞的小事情、小细节，分分钟玻璃心碎成渣。

吴炳泉教授开出了处方，而这张处方，让我石破天惊。

丁丁是麦克风，蛋蛋是两个小音响，得让它们动起来。

小周问："怎么动？"

吴炳泉教授回答："精液淤积会导致蛋疼等不适症状，蛋蛋得配合丁丁一起引吭高歌。简单点说，就是学会'打飞机'，每周保持 1 ~ 3 次的频率。"

小周走了，我向吴炳泉教授请教："精液淤积症，教科书里没有这个名词。"

吴炳泉教授用一种无奈的眼光看着我："作为 17 岁的男性，生殖器官已经完全发育成熟，如果精液得不到正常的途径排泄，会出现前列腺、精囊腺、睾丸、附睾充血，诱发下腹部胀痛、腹股沟区胀痛、睾丸胀痛、尿道口少许分泌物，类似于前列腺炎。"

我似乎明白了，笑着问吴炳泉教授："是条狗，也该拉出去配种了，是这意思吧？"

这是我从吴炳泉教授那里学到的重要看病技巧：严格地遵循教科书不如没有教科书。

半月之后小周来医院复诊，症状已经不翼而飞。

2. "飞机"不是你想打就能打好的

手淫或者自慰，一个略带贬义的名词，更通俗的叫法："打飞机"。流水轻诉红尘往事，细雨柔卷缱绻旧梦。人生其实是一场游戏，在欲望浮沉中，把所有烦心的事丢一边去，只为找到那个最近最近的简单的自己。

我必须用最直白的方式，科普一下手淫。

30 年来，多数国人经历了从"手淫可耻"到"手淫有益"的观念转变。我在同济医科大学（现华中科技大学同济医学院）发生的一则故事很好地诠释了 20 世纪 80 年代手淫的尴尬处境，那时的学习环境与现在不可同日而语，男女之间偷偷摸摸地写点小条子虽然屡见不鲜，但在光天化日之下眉来眼去还是不予允许，何况狗多骨头少，能够找到一个女同学来谈情说爱极不容易。

男生一枚，实在按捺不住性饥渴，躺在床上手淫，正在如痴如醉地喷射液体时，对面的同学看到了，不得了啊了不得，让男生摒弃不良生活习惯，男生反其道而行之，赶紧跑到辅导员那里去告状。辅导员是退伍军人，做事风风火火，晚上召集全班同学开会，会上声情并茂地做了专题报告《加强道德品质教育，做建设四个现代化新人》，报告中义正词严地告诫大家："我们是 80 年代新一辈，青春的热血应该洒向哪里？应该洒在祖国的大江南北，你个娃子太不听话，洒在两片卫生纸上来摊起！"从此，"打飞机"的男生患了 ED，海绵体进入了漫长的不应期。

那时，祖国医学（中医）至高无上，容不得半点质疑，民间也大肆宣传"一滴精液十滴血"的道理。中医信奉手淫会引发肾精虚亏、肾水枯竭，鼓励戒除手淫，对手淫者采取御而不泄、还精补脑的辨证施治。这观点真害人啊，在一望无垠、绿意盎然的人生草场上，中医是你忘情奔向高潮途中猝不及防的坑。

越来越多的临床研究表明，手淫不会导致前列腺炎、前列腺癌、ED 等疾病，恰恰相反，手淫活跃人群的前列腺疾病发病率明显低于不手淫人群，而且手淫手法的快慢缓急训练可以治疗早泄。

百度有个戒色吧，拥趸者不少，里面常驻一批涉世未深的年轻学生，戒色吧分明就是一个没有围墙的牢房，没人囚禁他们，他们却囚禁了自己。

美国有一组关于男性手淫的事实：

（1）研究发现，98% 的男大学生坦言有手淫行为，平均每月 12 次。

（2）心情好时，男人对手淫的记忆有偏差，他们记不起上次手淫的时间。

（3）手淫有利于改善性爱持久力，因为手淫时可控制和了解自己的身体。

（4）手淫中，男人可以在射精前达到性高潮。

（5）对有生育困难的男性而言，手淫可以提高精子质量。

（6）人类并非有手淫行为的唯一物种。1911 年的斯科特南极考察队，队员 G. Murray Levick 发现了企鹅的"自动恋自淫行为"（auto-erotic）行为，他对企鹅自慰的描述棒极了：有时候我们看见这些大鸟，走过一段距离，但并没有找到合适的雌性，于是硬邦邦地、一动不动地站在地面上，做出交配时的动作，真的就这样站在地面上射精了。其实企鹅并非动物自慰界的高手，灵长类动物（譬如猴子、猩猩）才是动物中的自慰王者，因为它们有手啊。大多数的哺乳动物和爬行类动物都有手淫行为。

（7）男性手淫从妈妈肚子里就开始了，在成长过程中，他们会有意无意地手淫。

结论显而易见，手淫好处很多。我爱自己，没有情敌；幸福与否，全靠双手。

手淫的方法很多，最常见的是一气呵成或间歇享受的活塞式。当然，还有挤牛奶式、双手搓动式、拧螺丝式、裤裆夹紧式。更有丁丁勃露、独得于五指之间的怪才探索出来的橘子手淫式、西瓜手淫式，可惜那些水果了。最近我一直在琢磨，叉腿式，动作太好学了，想象一盆滚烫的开水突然淋于裆下，你必须不停地扭动髋关节及双腿，其优雅及力度绝不逊色于风靡全球的鸟叔韩式马步舞。

作为泌尿外科医生，我最推崇一气呵成或间歇享受的活塞式。

优点：方便、易于掌握、体力消耗小。

次数：每周 1 ～ 3 次。

简单地归纳成两种方法。

（1）俯卧与地球做爱。要点：进入幻想状，丁丁一边与床单、被子摩擦（不建议使用充气娃娃），动作稍缓，幻想重点在意中人的表情，杏眼圆睁、似嗔似怨、欲语还羞、梨花带雨，万种风情。起初丁丁只是伴随着屁股画圈，觉得快到射精阈值了，暂停，但继续幻想。15 分钟后，耻骨上（下腹部与丁丁之间）垫枕头，模拟"活塞运动"，一气呵成，完成射精。

（2）平卧与宇宙交配。要点：最好用水基润滑剂润滑手指和丁丁，左手托住阴囊，右手上下撸动，注意快慢缓急的调整，接近射精阈值时减速，必要时踩刹车，稍后再加速，循环往复，15 分钟后再完成射精。实在忍不住，左手牵拉睾丸，蛋疼让你的快感随时戛然而止！

手淫时，快慢缓急的节奏完全由你自己掌控啊，千万不要猴急。

还有一种方法：利用盐酸利多卡因胶浆或者盐酸丁卡因胶浆，手淫前 15 分钟涂抹少许在丁丁、龟头表面，一方面起到降低丁丁敏感度的作用，一方面可以作为润滑剂。

特别补充一点，手淫次数因人而异，以翌日不疲倦为金标准。与本能地知道自己的饭量该是多少，自己的睡眠该是几许，道理是一样一样的。

李银河老师说得好："没有任何科学证据表明手淫对人有害，我们起码可以说这是唯一对人无害的乐趣，那么为什么又要如此长期地禁止它呢？"

手淫与早泄没有半毛钱关系，恰恰相反，手淫快慢缓急的手法训练是治疗早泄的性行为训练方式。手淫也不会导致勃起功能障碍，医学上任何结论的得出，都需要循证医学证据的支持。但确实有过度手淫造成勃起功能障碍的个案，这小部分人又是怎么回事呢？手淫过度，从而影响到身体的健康状况，其实是非常少见的。我同意一种观点：把手淫当作是获取满足、解除紧张情绪的唯一源泉而过分依赖，意味着手淫者的心理发育和社会适应能力遇到了问题。

我在门诊遇到了这样的病人，丁丁勃起都成问题了，也要强行手淫，脑海中需要更丰富的意淫对象，身体需要更复杂的动作，譬如双腿强直，骨盆、盆底肌肉剧烈收缩，"打飞机"失败或者"打飞机"需要超过 30 分钟以上的时间，非常辛苦，而骨盆盆底肌肉、生殖系统的长时间充血会诱发很多症状，勃起功能障碍、精神萎靡不振就是其中之一。

引发症状的另外一部分原因是罪恶感、羞耻心作祟！

3. 妹子的"飞机"从哪里起飞?

那么,有没有女生自慰呢?

答案是肯定的。

第一次听说女生自慰,是一名重庆妹妹告诉我的,2004 年发生在山城重庆的故事。

我的老家在四川省邻水县,县城距离重庆市区 70 公里。

距离可以决定人与城市之间的亲疏程度,大学毕业的时候,我又哭又闹地要求学校分配我去重庆工作,原因很简单,我从父母沟壑密布的皱纹里走出来,能够方便照顾他们的城市才是我理想的栖息之地。

辅导员同情地告诉我,同济医科大学的 10 名川籍学生全部到成都工作。

10 多年过去了,成都和成都的市井风情已经彻底地融入了我的生活,但是近 300 公里以外的那座山城,经常还是让我想起,想起了便想去缠绵,因为内心是一道深深的痕,怎么抚摩,都带着抹不去的纹路。

去了几十次重庆,每次都是匆匆,"早泄"让我始终与重庆保持着距离。

晚来还卷,一帘秋雾。因为对重庆的陌生,秋意依然潜在心底,潜了 10 多年了,我终于给重庆的死党打去电话:"国庆期间,我要来重庆体验生活。"

"还说个锤子，欢迎你！"死党咬牙切齿。

10月3号，走成南高速，一路有惊无险地抵达了重庆。

死党是重庆颇有名望的房产公司老总，义正词严地告诉我："傻儿，这就是直辖市的规矩。"

真是难为了我这个哥们，害怕我在山城的林立高楼间迷失方向，把自己的车停在几公里以外的酒店，打的带走路才跟头扑爬地赶到了出站口等我。

"先去酒店，再去吃饭。"死党开起我的车向观音桥驶去。

金源大酒店的位置很好，房间的设施也安逸，毕竟是五星级，搞得囊中羞涩的我立即没有了底气。

死党一脸坏笑地看着我："必须把你接待巴适，免得你在网上骂老子。"

我愤愤不平："这叫不战而屈人之兵。"

解放碑是闻名遐迩的商业区，国庆期间，更是人流如潮，密如过江之鲫，与成都的春熙路比起来，有过之而无不及。

其实我不喜欢太热闹的地方，不过有美女作陪，心情就变得明朗和干净，街道两旁耸立的高楼，仿佛也在轻盈地舞蹈。

当然，逛街和勾兑应该双管齐下，听惯了成都妹妹莺啼婉转的声音，身边的重庆妹妹惊爪爪的吼声很是让我稀奇。

妹妹是死党公司的售楼小姐，土生土长的重庆人。她直截了当地告诉我，像她这种有点姿色的女孩，经常会受到别人语言和行为上的骚扰，那就干脆来个以毒攻毒，所以许多想入非非的男人见了她，反而成鸟兽散开状了。延伸开来，即使是生活捉弄自己的时候，也不能后退畏缩，用自己的坚强构筑着人生的骨架，这才是真正的重庆女人。

大抵因为性格的直爽，她还告诉了我一个秘密：她谈了几任男朋友，从来没有一个让她高潮过，于是学会了自慰，因为有了自慰高潮，她对男人甚至失去了兴趣。

怎么自慰呢？

她的眼光对我充满了蔑视：用手和跳蛋。

原谅我的才疏学浅，我第一次知道有跳蛋的存在。

回到成都之后，我反复查阅资料，了解女性自慰的相关知识。

国内对女性自慰的研究很少，女性大抵出于羞怯心理，不愿意配合调查，那么就以美国的一些数据来说话吧。

女性自慰，随着平民百姓对自慰的认识，消除了很多误区，了解到了自慰是一种释放压力、有助于健康的性活动。

每年 5 月是美国的自慰月，在中国，不会有这样的节日，部分位高权重的卫道士依然让性教育处于一种相对滞后的水平。

自慰并非男性的专利，在美国，有一项大规模的统计数据：美国在校女大学生每月自慰次数的平均值为 4.7 次。

中国的单身女性，自慰次数就看着办吧，我的意见，想了就来一次。

美国著名妇产科专家黑克特·特洛布博士旗帜鲜明地支持女性自慰，而且自慰对女性来说有很多好处：

（1）自慰是免费的没有副作用的安眠药。

（2）自慰可以帮助女性了解自己的身体，是身体进行自我探索的最佳途径，恋爱之后，能够很快进入性爱角色，让性爱充满乐趣。不管是在欧美国家还是在中国，有一个鲜为人知的事实：有10%～20%的女性，自慰是实现性高潮的唯一方式。

（3）更多的研究表明：

a. 自慰有助于防止霉菌性阴道炎，有助于缓解痛经和其他疼痛；

b. 自慰次数多的女性，往往有较高水平的雄激素，而一种飘飘欲仙的潮吹现象，在这类人群中更容易发生；

c. 即使有了正常的性生活，一些女性的自慰也不会停止。

再延伸说明一下：

多数女生自慰，来源于看AV片或者自己身体不经意间感受到的性快感，一些女生的叙述奇妙极了：单杠运动中摩擦到会阴部、翻滚列车从高处快速向下类似失重的生殖器悬空诱发的性快感等，不知不觉学会了自慰。

而夹腿摩擦更是女生最常见的情形。

大多数女生自慰，目标对象是阴蒂。

少部分女生的自慰，手指伸进阴道或者使用跳蛋。其实阴道鲜有神经末梢，要实现高潮，得触摸到G点，G点位于是阴道前壁，第二指关节弯曲摸到的附近，通常不是一个点，而是一个区域，摸上去有点粗糙，像橘子皮。探索G点是一个艰难的过程，近在咫尺也可能无功而返，摸到了，则牵一发而动全身，快感绵绵不绝，延伸到阴蒂、子宫颈，然后身体像花儿一样开了。

处女自慰，容易造成处女膜破裂，得不偿失。

4. 选择"玩具"一靠感觉二靠智商

男性自慰讲究循序渐进，从手到飞机杯到充气娃娃或仿真机器人，是一个进阶过程。

老实说，飞机杯是一个好玩意，在各大情趣网站上有售。个人认为，使用飞机杯比手淫更能训练延长射精潜伏时间。

飞机杯的材质与充气娃娃一样，由 TPE 材质、TPR 材质或者硅胶制成，但价格低廉的飞机杯使用海绵，就有点"坑爹"了，所以一分钱一分货，稀饭吃了不经饿。

使用飞机杯的注意事项：

（1）最好购买价格高于 500 元的飞机杯。

（2）使用前及使用后都要清洗和消毒，清洗用温开水，消毒用市面上的消毒水，譬如滴露、来苏水、高锰酸钾稀释液。不要使用酒精、碘伏、含氯消毒液，因为后者可以使 TPE、TPR 材质或者硅胶慢慢硬化，缩短飞机杯的寿命，含氯消毒液有害人体健康。对充气娃娃的消毒也是如此。

（3）使用时一定要将润滑剂均匀涂抹于杯体内部和前端。注意，润滑剂一定要使用水基润滑剂，杜蕾斯或者杰士邦的水基润滑剂值得信赖。

（4）一人一杯，不能多人使用。

（5）第一次使用会觉得飞机杯杯口紧，在润滑剂的作用下小心置入丁丁。

（6）好的飞机杯能够提供不同的震动频率，循序渐进，能够有效提高龟头敏感度。

（7）做到清洗、消毒彻底，飞机杯完全可以避免泌尿系感染，包括性病。

飞机杯与充气娃娃的比较：

低廉的充气娃娃比比皆是，但是高仿真、电动的充气娃娃价格可以上万，更加有身临其境的感觉。

从男性情趣用品的进阶指南来说，飞机杯—塑料材质的仿真女性生殖器—充气娃娃—仿真机器人。

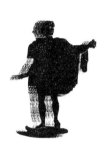

MEN

×

WOMEN

第五章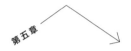

初夜：惊吓中
破茧而出的
身体与心灵

1. 初恋只有一个耳光的记忆

得说说我的恋爱故事了。

五年前我去武汉，协和医院的老同学 T 君在江汉北路的"粗茶淡饭"餐厅订了一个包间，毕业留校的十余位同学齐齐出场，很隆重、很温馨地为我举行了一次欢迎宴会。

老同学再见，初时还略显矜持，往事是一片又一片斑驳的叠影，怎样收拾，都被岁月侵蚀得满目疮痍。

一种悲，一种欢，交替袭来。

一段白，一段黑，接踵而至。

我们都老了吧！

血浓于水的情谊始终不变，很快，小小的包间便盛满了欢笑，而笑，是润物无声的春风，于是新叶初绽，蓓蕾噙香，我们又成了 20 年前的一群大学生。

饭后集体去参观 T 君的新房，他拿出了毕业纪念册，一页一页地翻过去，有许多曾经熟悉而又陌生了的名字，努力地、隐隐约约地捕捉到了如烟如雾如轻纱一样飘忽的青春记忆，人静，卧听风吹雨。

张君，女生，照片上的她一如栀子花般恬淡……

我突然清了清喉咙，告诉大家一个故事。

很久很久以前的一个周末，好朋友彭飚喜欢班里的一位女生沈雯，委托我去女生楼送电影票。

我去了，沈雯很客气地推辞，回男生楼，一脸沮丧的彭飚颇讲哥们义气，他对我说："总不能浪费电影票嘛，你找个人去看吧。"

把平日对我有好感的女生过了一遍，寥寥，没有兴趣；而我有好感的女生，因为有了彭飚被拒绝的先例，不敢造次。

彭飚很诡异："不着急，我给你安排一个。"

十分钟工夫，大功告成，彭飚通知我，晚七点，人约华灯初上时。哈哈，安逸倒安逸，最不可理喻的是，任凭我费尽口舌，彭飚却不愿意透露对方的姓名。那就豁出去了，青春就像卫生纸，看着挺多的，用着用着就不够了，我总不能老态龙钟时还是光棍一条。

小雨淅沥，我忐忑不安地站在医院门口，她出现了，是张君，号称班里脾气最臭的女生，我几乎就想逃跑了，就是脚不太听使唤，张君用伞把轻捅我腰："发愣干吗，走吧？"

张君的脾气声名远播，缘于班里一位对她穷追不舍的男生，他不停地示好，她不停地拒绝，大抵她对他的死缠烂打彻底厌烦了，有天跑到男生宿舍，把躺在上铺的他拖了下来，并当众宣布：我就不喜欢你，你不要再来找我了。

我的心在第五肋间左锁骨中线内 0.5 厘米处猛烈搏动着，起码 120 次／分，且念念有词：彭飚，如果我今晚遭遇了不测，你不得好死！

去武商电影院，看了部日本电影《寅次郎的故事》，其实故事讲了些什么，我基本上没看进去，只觉得银幕上有一个笑容可掬的死胖子，总骑一辆破自行车，间或有蓝色的海，以及樱花、杏花、玉兰花，缤纷着视野。

一个半小时，我蜷曲双臂，担心自己的忘乎所以会触到她的身体，那种感觉奇怪极了，与她相邻的那只手臂很热，似乎流淌着她的体温。

走出影院，如释重负，外面的雨大了起来，密而粗的雨滴结成疏帘，该回去了。

张君说："再走走吧。"

两人打一把雨伞，围着同济医科大学的校园蹓了三个来回。

我紧张得不敢说话，她终于忍不住了，问我："在想啥？"

我战战兢兢地回答："为祖国的未来苦苦思索。"

她温柔地笑了，笑起来很好看，最后约定，第二天骑自行车，结伴畅游东湖。

她并不是传说中那样野蛮！

翌日，天放晴了，也许是昨晚雨中漫步的缘故，我感冒了，她也感冒了。

症状不明显，但总有个鼻孔不通气，说话瓮声瓮气，不太清晰，我故作关切："你是哪个鼻孔不通？"

她惊诧："问这个干啥？"

我说："看我们是不是同一个鼻孔出气。"

张君表扬我了："你真逗。"

一个多小时的跋涉，终于到了东湖，东湖的游人很多，我们去了一僻静处，坐下，眼前孤帆远影碧空尽，美哉。

慢慢我也健谈了起来，她听得很仔细，只是言及毕业分配的话题，脸色有些凝重，估计与她共结连理的可能性很小，毕业后两人十有八九会劳燕分飞，一场胭脂错，一片琉璃碎。

聊的话题多而琐碎，与感情无关，偶尔她也娇嗔，楚楚动人。

想起了那首著名的《再别康桥》："软泥上的青荇，油油的在水底招摇，在康河的柔波里，我甘心做一条水草。"于是，烟柳叠翠的东湖边，时间几乎完全停滞。

肚子终于唱空城计了，我们快快地打道回府。

不管两人的交往有没有结果，一顿饭是必须要请的，在大东门的小餐馆，我豪气地点了几个炒菜，虽然买单时心里隐隐作痛，天啊，花掉了我一个月生活费的1/3。

晚饭后天色还早，我提议再去蛇山转转。

山下是京广铁路，平均十余分钟，就有一趟列车驶过，每当列车轰鸣，我会向她展颜一笑："看嘛，我的心情又不平静。"

她低头俏立，脸上的嫣红，在丛丛绿树掩映间，妩媚极了。

胆子再大一些，我鼓励着自己。

在山路上穿行，总算到了一人迹罕至处，我侧过身，抱住她，并强行在她的嘴唇上留下了一吻。

那是我的初吻，也是她的。

我感觉得到她的身体在颤抖，也许几秒钟，也许几分钟，她清醒了，突如其来地甩了我一个耳光，片片嫣红从脸上坠落，衔不住了，瞬间的繁华，谢了一地。

她愤怒地斥责我："你是个流氓。"

恨不得地上有个洞让我钻进去，我耷拉着脑袋，一言不发。

抬起头，她已不见了，众里寻她千百度，蓦然回首，人呢？

之后连续几个晚上，卧迟灯灭，仓促入睡，做的都是恐怖的梦，譬如张君闯入了男生楼对我左右开弓，直接把我揍成性生活不能自理。

即使是白天，我也惊魂未定，上课时要么迟到，要么早退，目的只有一个，避免与余怒未消的张君狭路相逢。

彭飚看出了些许端倪，劝我放宽心，由他来收拾残局。

彭飚果然是高效率，一周之后的又一个周末，彭飚兴高采烈地告诉我：晚七点，你们再次约会，地点在中山公园，不见不散。

我抚着隐隐发烫的脸声泪俱下：男子汉大丈夫，说不去就不去。

有一种游戏我再也不想玩了，跑去邻居家反复按门铃，挨完打了就回来，简直是二百五。

第二天，彭飚转来了她的一封信，字写得龙飞凤舞，有段话我依然记忆犹新：与你在一起，很快乐，也很痛苦，但是我实在不适合你。

日子继续有条不紊地流逝，我的大学生活又重新恢复了正常，偶尔在路上遇到她，点点头，或者无奈地笑笑，似乎一切都没发生。

时间一长，干脆招呼也不打了，形同路人。

大五时，听说她有男朋友了，是她的老乡，武大的高才生，两人非常般配，我坦然，间或掠过一丝苦涩，我其实是喜欢她的，只不过，易拉罐拉环爱着易拉罐，而易拉罐心里装着可乐。

毕业后，杳无音信。

前不久，我在百度输入了她的名字，哦，她在一家遥远的三甲医院做神经内科医生，医术精湛，深受同事及患者好评。

故事讲完了。

2. 晨勃消失两个月，魔怔了！

从前的辅导员哈哈大笑，她说她从来不知道我有这样一段浪漫的经历，大姐姐一般溺爱着我的辅导员笑够了，指着毕业纪念册里我的"标准相"，调侃道：炮轰的脑袋还梳个雷劈的缝，她不打你打谁？

武汉协和医院急诊科的主任是张君的好友，多年来一直与张君有联系，当即拨了张君的手机号码，要我和她说话。

我的舌头僵滞了，谢天谢地，张君不在服务区。

20 年前的旧事，恍若隔世的鹊，溅起百年一瞬的惊羡东湖，愁几多，怨几重，尽在别离。

也许有一天，我会去找她，鬓发染霜时再度坐在一起，那些暗淡了而又明晰了的往事，永远如青春一般绚丽。

不是初恋的初恋故事很美好，但是带给我一个致命的男科并发症：晨勃消失了两个月，害得我疑神疑鬼，是不是以后就阳痿了。

我的晨勃消失，显然与心理创伤有关系，张君的一句"流氓"，让我无地自容了大半年，如同在牌桌上斗地主，上家说：一对三，我沮丧地看着自己的一手烂牌，摇摇头：要不起。

幸好两月之后，我的晨勃恢复了，相当长的一段时间，目光不敢在女生的身体上停留。

20多年过去了，人们的两性观念得到了极大改变，尤其是我成为泌尿外科医生之后，应该身先士卒为广大男性科普医学知识，唯一感到尴尬的问题是，少儿不宜。

不妨说得隐晦一些，但太隐晦会被扣上意淫的帽子，以前看到某网友对美国大片《金刚》的一句话影评，强悍极了：站在世界最高的楼上为心爱的女人"打飞机"。

这是最强大的意淫。

意淫是中国字，语出《红楼梦》第五回：游幻境指迷十二钗，饮仙醪曲演红楼梦。

将"金刚"的真"打飞机"与芸芸众生的假"打飞机"混为一谈，是一次活色生香的意淫，唯心会而不可口传，可神通而不可语达，境界也！

其实私底下红男绿女都会偶有意淫，因为性是人类最基本的需求之一，社会没有正常而规范的渠道来帮助民众疏导，网络就不得不承担起重任。所以我注册了"成都下水道"的微博账号，孜孜不倦地在网络上科普男科和两性知识，并成为微博上最有影响力的医生账号之一。

3. 当"下水道"遭遇"段王爷"

男生女生的第一次，有什么特别注意事项呢？

我觉得联合一位妇产科医生进行科普，有更好的说服力。

第一次听闻段涛的名字，是前年底在深圳的家里，妹妹在客厅里对着我大呼小叫："哥，你玩了这么久微博，连段涛都不知道，他是中国妇产科医生的偶像。"

妹妹是深圳市颇有名望的妇产科医生，主任医师、教授，深圳市宝安区首席产科专家。但是，与妹妹一起讨论两性问题，还是显得有些尴尬。

于是我知道段涛了，辗转通过各种关系，我加了段涛的微信。

在我看来，泌尿外科医生与妇产科医生是一对冤家，泌尿外科医生修"枪"，妇产科医生修"靶"。让我感到憋屈的是，当孕妇带着老公出现在公众场合，亲朋好友总是轻抚孕妇隆起的大肚子连道恭喜，却没人指着身旁老公裆下的小弟弟，说声：好样的。这是喜剧，悲剧呢？猝不及防的意外怀孕，都是荷尔蒙惹的祸。产科如此喧嚣，男科（泌尿外科的一个分支）居功至伟，就像中国乒乓球得罪了全世界，中国足球就得像个龟孙子一样一个接着一个地向全世界道歉。

之后我看了很多段涛的科普文章，他崇尚一个原则：知识越容易理解，越接近真理。

其实我从他的字里行间还琢磨出了另外一些东西：他用细腻、幽默而温暖的文字真实地描绘盛大的精神版图，那些活跃在内心里有生命、有质感的医学故事，是一颗胚芽，倔强地缤纷成医学界一道靓丽的风景。

偶尔我们在微信里聊天，有相见恨晚之感，我觉得我必须去拜访段涛一次。

2015 年 7 月盛夏，我去了同济大学附属上海市第一妇婴保健院。

江湖上关于段涛的传说很多，在他的率领之下，段涛成功地将上海市第一妇婴保健院打造成中国分娩量最多的医院，每年超 3 万人次。他还有一个绰号："段半城"。意思是上海滩有一半孕妇希望他亲自接生。他乘坐地铁上下班，经常被人认出来，无数患者找他签名。

这就是人格魅力，青山常在，绿水不歇，走得太急没有故事，走得太缓没有人生。

准五点，我叩开了院长办公室。

段涛帅气、儒雅，四目对流，一人是河，一人是岸。

两个人的缘分大抵在于有一致的三观、一致的侠肝义胆，于是其他一切都变得不那么重要，譬如头衔，譬如穿衣格调，譬如家财万贯或是一贫如洗，通通变成聊胜于无的凉菜。

简单的寒暄之后，进入正题，段涛认为医生孜孜不倦地科普准确的医学知识是构建和谐医患关系的一座桥梁，通俗易懂、寓教于乐，有对仁心的鉴赏，有对人性的反思，以及对生命、对时间的敬畏和珍惜。

好吧，那就看看，当"下水道"遭遇"段王爷"，一正一邪的科普会有怎样的激情四射？

段涛曾经提出一种说法：世界上有三种人，男人、女人和妇产科医生。男妇产科医生不像男人，女妇产科医生不像女人。长期处于"第三性"的职业状态，妇产科医生一般不太会有性别意识，根本不会有其他的联想，所以妇产科医生谈性的话题就和谈大饼油条一样，没有什么区别。

既然如此，天天把玩和修理各种"枪械"的我的职业，谈性说爱更是理所当然。

段涛整理出一段文字，是少女们的圣经，让你在片刻的风光旖旎中如梦方醒。

请相信妇产科男医生的话，别相信男人们的鬼话，因为他是上帝安排在男人堆里的卧底。

男："我发誓，这是我的第一次。"

这话你也好意思说得出，是你今天的第一次吧？

这话千万不要信，有这智商，基本告别违法犯罪了。

男："我就放进去一下，很快就拿出来，不会内射的。"

好的，你如果真能忍住的话，所有的坏人都可以放下屠刀立地成佛。

男："你不会怀孕的。"

Murphy's Law: Anything that can go wrong will go wrong.（墨菲定律：如果有件事有可能会出错的话，它真的就会出错。）不管它是 1% 的概率，还是 1‰ 的概率，它真的会出错。你要是信了他的话，你真的就会怀孕的。

男："我会一辈子爱你的。"

是一辈子还是一被子？在急于得到你的时候，男朋友说的这些话都不靠谱，这是他身体里急速飙升的荷尔蒙的副作用，说了也是白说，不算数的。

而尤为重要的是，相信安全套，别相信安全期。

有人说找男朋友的标准是 3C：condominium（公寓，就是有房）、credit card（信用卡，就是有钱）、car（汽车，就是有车），其实这还不够，应该是 4C，还要加上一个 condom（安全套），condom 是负责任的象征和做法。

condom 是安全套，不仅是避孕套，除了避孕以外，还可以很好地预防性病。要学会在一开始的时候就让男朋友买安全套，告诉他这是底线。

既然守不住底裤，就一定要守住底线。

你要知道，男人是经常靠不住的，自己也偷偷备好安全套，以防万一。这是 plan B（B 计划），也可以称为 plan C（plan condom）。

你男朋友或者是前男友可能会告诉你"安全期"就是前七后八，很安全的，其实这很扯，很不安全。

现在妇产科的男医生告诉你，安全期不安全，安全期避孕的失败率可以高达 20%～30%，因为卵子排出后存活 1～2 天，精子在阴道里可以存活 3～5 天。既可以卵子等精子，也可以精子等卵子，它们的耐心和耐力比你想象的还要好，还要强。

另外，排卵可以提前，也可以推迟，还有的女生比较厉害，可以一个月经周期排两个卵，月经刚结束不久就排一个，下一次月经快来之前再排一个，正好都落在前七后八的安全期之内。

意外怀孕，是相对不划算的。人流，极其伤害身体。请记住"段王爷"的箴言：女人在床上流的泪，比任何地方都多；男人在床上撒的谎，比任何地方都多。上床并不是生活的全部，有时女人得目光如炬，悄悄下床，溜而远之。

4. 只有灵魂激荡，才有身体欢愉

男女的第一次性爱时间，有一项统计，平均年龄小于 18 岁。

从医学上来说，越来越多的证据表明，无论男女，第一次太晚，可能对以后的性功能造成影响。

据美国哥伦比亚大学和纽约精神病学研究所的研究，过早开始性生活，有更大的感染性病的危险，因为第一次经常是由于被成年人（譬如大叔、大妈）勾引、酒后乱性。但是，此项研究重点强调的是：那些 23 岁以后才失去童贞的人，容易出现性功能障碍，譬如性唤起困难、勃起功能障碍或不能达到性高潮甚至导致性冷淡，而且时间越晚，问题越严重。

先说说男人的第一次，热血贲张，各种激动，大多折戟沉沙，为啥？早泄。

所以男人的第一次大多没有什么值得骄傲的，更多的是沮丧、自卑、失意。

当然，如果第一次的床上伴侣是自己心仪的女人，会有一种非常强烈的幸福感和自鸣得意，其实，距离征服还差了十万八千里。

女人的第一次大多是在温柔的劝说下发生的，感觉不那么如意，而且第一次经常由于羞于提及避孕，意外怀孕的比例不低，所以只有 35% 的女性觉得满意，剩下的 65%，之后的失落感，久久不能散去。

所以，男女的第一次，必须高度重视，介绍一些小技巧：

（1）第一次爱爱的地点最好正规，别选择凌乱不堪的出租屋或者隔音效果不好的快捷酒店，别选择钟点房，第一次大方一点，对自己好点，酒店得四星级以上吧。

（2）第一次不用口服任何药物。

（3）爱爱前必须洗澡，漱口，给伴侣留下好印象。

（4）爱爱前可以适量喝一些啤酒或红酒，喝到微醺，一定程度上可以降低男性龟头敏感度，而女性呢，有意乱神迷的效果。

（5）男性如果不想第一次秒射，可以先去卫生间打一次"飞机"，放心吧，性欲巅峰状态的小年轻，丁丁的不应期很短，半小时不到，又可以一柱擎天。

（6）第一次的金科玉律，新手上路，缓慢驾驶。姿势选择传教士体位（男上女下），别一门心思玩花样，玩花样更易导致秒射。

（7）第一次悄悄准备几个杜蕾斯苯佐卡因延时型避孕套，避免秒射尴尬，也是对自己对伴侣的尊重，防病也防意外怀孕。

（8）对初涉真实性爱场景的小年轻来说，世界上最幸福的事："打一炮"；最最幸福的事：歇一会，再"打一炮"。所以第一次不用太紧张，第一夜可以做"一夜七次郎"，一次秒射，接着的几次就不会秒射了。

（9）一般来说，男女生殖器的尺寸不存在尺寸不匹配的问题，在没有性刺激的情况下，发育成熟的女性的阴道的平均长度是 9～10 厘米，宽度可以容纳两个手指，因为女性阴道皱襞、肌肉良好的伸展性，在遇到性刺激时，阴道的长度和宽度都会增加，性交时，甚至可以变成无底洞一样深不可测。

由于文学作品和影视作品的渲染，为数不少的女孩会对初夜产生恐惧心理，其实处女膜分布的神经末梢和微细血管都不多，疼痛很轻微，出血也很少。

初夜，女性在自然状态下的阴道前后壁贴合得很好，当阴道第一次被插入，阴道黏膜感受到了前所未有的新鲜刺激，被充满、被撑起来的感觉会让大脑产生错觉，以为是传说中的疼痛。其实，痛并快乐着的感觉，很美妙。

假如女性对第一次真的害怕，可以事前准备杜蕾斯水基润滑剂。

5. 男人的不应期与年龄相关

初涉性事的青年男性，在有了第一次性生活体验之后，往往陷入痴迷状态，做一夜数次郎是家常便饭，许多网友向我提问：怎么可以缩短不应期？

这是一个很有趣的问题，男人都有不应期，不应期像啥？我琢磨了半天，不应期是早上刚一起床，就有睡午觉的冲动。

言归正传，不应期（refractory period）准确的生物学定义是：生物对某一刺激发生反应后，在一定时间内，即使再给予刺激，也不发生反应。

不应期分两个阶段：

绝对不应期（absolute refractory period），无论第二次刺激强度多大，依然垂头丧气。打一个不太恰当的比喻，花都枯萎了，一只再辛勤努力的蜜蜂，还异想天开地想吸取半点营养不成？

相对不应期（relative refractory period），等时光踏下轻盈的足迹，卷起昔日的美丽悠然长去。开始怀念那些姹紫嫣红了，愿望有如初升的太阳，冉冉升起。

具体到性生活，男性不应期是指一次性交结束到身体状态又可以开始下一次性交之间的必需间歇时间。

男人的不应期各不相同，但与年龄休戚相关。

25 岁以下，不应期不到 1 小时，有时只有几分钟，而 35 岁之后延长到数小时，45 岁之后呢，有的甚至要等 2 ~ 3 天才会重新产生性欲。

以上数据并不绝对，只是针对大多数。

所以，"一夜七次郎""一夜八次郎"是 25 岁以下男人的壮举。幸好这些小年轻有不应期保护，是上帝赐予男人的贤者模式，不然，不知道有多少男人生得伟大，死在花下？

如何缩短不应期呢？

（1）经常爬山、游泳、潜水的男人一般拥有更强大的性功能，不应期通过锻炼可以缩短。

（2）意犹未尽地喝一杯事后茶、抽一支事后烟，眼睛迅速地寻找下一次的大战场地，沙发、浴室、厨房、书桌，新鲜的环境能够激发再度冲刺的欲望。

（3）在女人面前愉快地打着哈哈，假装射了，然后歇一会再战。

（4）药物辅助，譬如万艾可、希爱力。

（5）器械辅助，譬如真空助勃器，这玩意，类似拔火罐，通过抽除、消耗罐体中的空气，制造低压或者真空，来实现丁丁的充血，实现一柱擎天的目的。

除了我说的（1）、（2）、（3）条缩短不应期的方法可以再次获得快感，药物辅助和器械辅助最好不要使用，长此以往，反而有导致勃起功能障碍的风险。

男女双方，都要学会了解自己和对方的身体，在男人的绝对不应期内进行生殖器的刺激，真的很不舒服，很！不！舒！服！

女性性高潮之后有不应期吗？

尽管大多数女性有多次性高潮的潜在能力，但是，她们也有不应期，只是维持时间比男人短，甚至觉察不到而已。

男女双方的任何一方，行为上拒绝对方接触他（她）的生殖器，可以视为不应期，绝对不要勉强对方。

给大家一个温馨的忠告：

（1）性爱最重要的不是次数，而是质量。

（2）床上的炫技永远比不上质朴而有灵感的动作。

孔子说：思而不学则殆。一个人期望太高，会迷茫，会焦虑，会变成行动的矮子，白白浪费掉许多光阴。

6. 啪啪是啪啪，健身是健身

还有一个有趣的问题：啪啪啪是否能够代替健身？

啪啪啪的健身功效，许多专家做了研究。

一些开始有了啤酒肚的中年男性时常有一个误区，以为啪啪啪可以达到同样的健身功效。

真相是怎么的呢？

性爱主要分前戏、"活塞运动"、后戏三个部分。

一般来说，床笫之欢能够消耗能量的部分在前戏和"活塞运动"阶段。当然，前戏算是运动前的热身，"活塞运动"相当于运动，而后戏则是运动后的调整身体了。

对一般人来说，前戏＋"活塞运动"会消耗能量。

前戏包括热吻和爱抚，会消耗一定的能量；而到了"活塞运动"阶段，消耗的能量更多；至于后戏，消耗的能量基本可以忽略不计了。

有一个非常著名的研究，加拿大蒙特利尔魁北克大学的一个研究小组跟踪夫妇啪啪啪的能量消耗情况。

研究人员招募了 21 对年龄在 18 ～ 35 岁的异性恋夫妇。

用什么来测定能量呢？一种叫作 sense wear 的可穿戴式臂章。

sense wear 臂章使用加速度传感器、温度传感器可以得出精确的热量消耗值。

当然，没有比较就没有鉴别。

与啪啪啪用来比较的运动方式是跑步机。

结果呢？

被记录的性爱平均时间为 24.7 分钟，最短的时间为 10 分钟，最长的居然坚持了 57 分钟。男性在性爱过程中比女人消耗了更多的热量，尤其是传教士体位，是"上身平板支撑＋抬压胯部＋双腿支撑后蹬等"的重复运动。

男性的性爱过程会消耗 101 千卡（1 千卡＝ 4.186 千焦）的热量，平均每分钟 4.1 千卡。在跑步机上呢？会消耗 246 千卡，平均每分钟 10 千卡。

女性的性爱过程平均消耗 69 千卡，平均每分钟 2.8 千卡。在跑步机上呢？会消耗 213 千卡，平均每分钟 8.6 千卡。

好了，可以得出结论了。

性爱消耗的能量优于步行，但远远逊色于健身。况且，性爱对饮食男女来说，只是隔三岔五地做一次。

所以，性爱有一定的健身功效，但与正儿八经的健身相比，不可同日而语。

孰优孰劣，不是一目了然了吗？

而有一种理论出现在各种教材和科普书里，性爱之后不能够马上洗澡。理由是性爱是一项高强度的运动，事后立即洗凉水澡，会使皮肤血管骤然收缩，大量血液会流回心脏，加重心脏的负担，弊端是诱发感冒，长此以往，甚至有诱发心脏病的可能；事后马上洗热水澡，更多血液涌入向皮肤和肌肉组织，会减少其他重要器官的供血，大脑、心、肺、肝、肾等器官的供血减少，影响到它们的正常功能。

事实果真如此吗？

其实性爱并非一项高强度的运动，英国人主编的《运动医学本科全书》如此记载：做爱（中等用力 5 分钟完成）消耗的能量刚好等于百米跑（20 秒完成）。

性爱与百米跑消耗的能量居然差不多，是不是有点大跌眼镜？

无论男女，性爱都会耗费一定体力，而床笫之欢的佼佼者甚至有长达半小时以上的啪啪啪，消耗的能量自然水涨船高。

所以性爱之后是否应该立即洗澡也要因人而异，性爱时间越长，结束后洗澡的间隔时间也相应延长。

而性爱之后还有一个排尿问题，排尿问题又是男女有别。

男性在射精之后应该休息一会，让丁丁疲软下来再去排尿，因为射精刚刚结束，丁丁还处于勃起状态；前列腺还处于充血状态；尿道括约肌还处于收缩状态，射精后马上排尿，尿道阻力增高，可能导致尿液反流进入前列腺，诱发化学性前列腺炎；女性在性爱之前最好储存一定容量的尿液，100 ～ 200 毫升，性爱结束之后马上排尿，可以有效预防女性蜜月综合征（性交后尿路感染）。

我的建议，不妨折中一下，男性性爱结束后不妨躺在床上悠然自得地抽支事后烟、喝杯事后茶，5 ～ 15 分钟后起身洗澡（根据丁丁的疲软程度和体力消耗情况而定），将排尿与洗澡作为一项程序一起完成。

女性呢？性爱结束后立即排尿，然后进行第二道程序，洗澡。放心吧，身体的重要器官具备强大的自我调节能力，没有那么多耸人听闻的疾病发生。

部分青年男性为了延长射精潜伏时间，有意忍精不射，是一种坏习惯，必须纠正。

忍精不射作为中国一种古老的房中术，曾经备受推崇，科学是宗教迷信最有效的解毒剂，随着现代医学的飞速发展，大家都认识到了，偶尔的一次忍精不射可能会提高性生活的质量，但是，习惯成自然的忍精不射却有太多坏处。

大脑、脊髓的射精中枢传达射精指令，多巴胺系统促进射精，血清素激活系统抑制射精，其实关于射精的神经生理学基础直到现在也没有完全搞清楚，这时你要坚持忍精不射，神经系统和内分泌系统就会互相残杀。记住：任何违背正常生理活动的行为，都有损健康。

有损健康具体表现在哪些方面呢？

（1）睾丸、前列腺、精囊腺都蓄满力了，你让它们停止百米冲刺的速度，它们会很不爽，依然气喘吁吁、面红耳赤，保持长时间热血沸腾的状态，充血使前列腺、精囊腺的毛细血管扩张，诱发前列腺炎、精囊腺炎。

（2）长时间忍精不射，诱发勃起功能障碍和不射精症。

（3）长时间忍精不射，大脑皮层处于紧张、焦虑状态，诱发性神经衰弱综合征。

那些没有射出的精液去哪儿了呢？

精液由精子和精浆组成，精子由睾丸产生，在附睾内成熟，通过输精管道输出；精浆主要是前列腺、精囊腺和尿道球腺等附属腺体分泌的混合液。忍精不射时，它们哪都没去，待在原地怒发冲冠，不过它们知道，和白痴生气使自己也变成白痴的危险。生气结束后，它们又继续坚持24小时不停地新陈代谢，等待新一轮指令的发出！

第六章

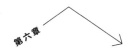

是谁打翻前世柜，

惹尘埃是非

1. 体验新境界：似射不射之间

十年前，我泡在爱卡汽车论坛，对一个天天雷打不动地发帖子的 ID 充满了好奇，他取名为"黑山老妖"，有很好的文字功底，发的内容多与性爱有关，似乎邪魅一笑，锦幕拉开、妖言惑众的帖子就出炉了。

电影《倩女幽魂》浓墨重彩地写了黑山老妖一笔，于是我知道了，姥姥将小倩嫁给黑山老妖，可惜小倩遇到宁采臣了，才演绎了一出人鬼情未了的故事。

一次车友聚会，我与"黑山老妖"见面了，40 多岁，身材不高，大约 1.67 米，眼如点漆，眉如新月，还留一撮稀疏的小胡子，乍看，有些猥琐。

那天谈论的主题是女人的乳房，"老妖"认为最美乳房的标准让我大开眼界：

外观半球形或圆锥形；微微上挺；乳头间距不能太大，微微外倾；光洁白皙；乳晕面积不超过 1 元硬币，颜色粉嫩；乳头微微突出，大小为乳晕直径的 1/3；最至高无上的是对称美。

他的奇谈妙论赢得了大家的一致喝彩，作为医生，我有些自惭形秽。

末了他意犹未尽地总结："隆胸术是目前排名第一的美容手术，但每年隆胸术不成功的并不是少数，因为隆胸术有四种后果：大不一样；不大一样；一样不大；不一样大。"

后来我总算搞清楚了他深谙此道的原因，他是一名整形外科医生，已经从公立三甲医院辞职，自己创立了一家整形外科医院，生意红火。

之后多接触了几次，我们成了臭味相投的好朋友。

上帝还是非常公平的，给了他一双巧夺天工的手，会写字会做手术，相貌却寒碜得紧，我觉得最应该做整形手术的是他自己。

他的女朋友属于国色天香的主，相貌和身材丝毫不输于一线女明星。

最奇葩的是有一次，我们一帮人聚餐，众人盯着他的女朋友，眼睛都看直了，温婉而清隽，洁白的连衣裙，纤细的腰身，着轻巧的平底凉鞋，翩翩若飞。

扬扬自得中"老妖"吞了一个煎饺，韭菜馅的，旁边的一个哥们惊呼："快看，老妖的牙齿缝又掐了一片韭菜叶子。"

"老妖"龇牙咧嘴，牙签与指头共用，韭菜叶子依然顽强地在牙缝里绽放翠绿。

女朋友大方地一笑："看我的。"

她侧身和"老妖"亲嘴，很温柔地亲，半分钟后分开，轻轻地吐出了一小片已经揉搓成团的韭菜叶子。

我虚心向他讨教："为什么你的女性人缘这样好啊？"

他说："亏你还是泌尿外科医生，你以为这些美女都是为了钱吗？不是，其实女人更在乎的是……"剩下的几个字"老妖"压低声音在我耳边悄悄告诉我。我有些哭笑不得地耸耸肩，其他几个人都心领神会地笑了。

老实说，在泌尿外科的亚专业中，男科学确实是泌尿外科的一个重要分支，但与肿瘤、结石等亚专业相比，没有那么多手术，含金量不是太高，所以愿意完全从事男科亚专业的医生并不多，就算是男科专业毕业的博士，在泌尿外科待了一段时间之后，想方设法也要跳槽到其他专业。

2012 年我开始玩微博，似乎博友更愿意把我当成泌尿外科的男科专业医生，于是我开始攻克我以前并不太擅长的男科，几年的辛勤耕耘，成为微博公认的"男科专家"。

深入研究男科，仿佛世界重新为我打开了一扇大门，我看到了太多凄凉的故事，荒诞的情欲和缤纷艳丽开到荼蘼的人生。

十年前，身为泌尿外科医生的我对性医学充其量算是入门级别；十年后，我坦坦荡荡地以"男科专家"身份造福大众。在微博、今日头条、爱问医生和好大夫在线等数个网络平台，孜孜不倦地为红男绿女们科普性医学知识，有数以千万计的人受益。

有一个悲催的事实，大多数国人对性医学知识一知半解，其中的一部分，甚至停留在幼儿园水平。

男性性高潮，男人们都心领神会，射精被视为男性性高潮的标志，伴随丁丁和会阴部肌肉有节律性的收缩，维持时间短，3 ~ 10 秒不等。

但性学家对男性进行调查，结果让人耳目一新。

近一半的男性认为大脑的射精指令发出的瞬间比射精的快感更加强烈，会情不自禁地呻吟，忍不住的感觉让人欲仙欲死，接着迅速射精。也就是说，最舒服的时刻是似射非射的一瞬间。

医学上，这叫射精不可抑制阶段。

性高潮是快感的巅峰状态，有 15% ~ 17% 的男性会出现肛门有节律的收缩，也是性高潮的表现，虽然没有射精，维持时间比射精稍微长一些。

无精液射出的性高潮，丁丁和会阴部依然会出现有节律性的收缩，这种情况多在一夜数次时的最后一次发生，因为精液储备已经消耗殆尽，无精可射。

还有一种观点，认为男性有心理性性高潮，没有射精动作，没有丁丁和会阴部肌肉收缩。

前列腺高潮也是性高潮的一种，前列腺和会阴部肌肉出现有节律的收缩，妙不可言。

前年春季在门诊，接诊一名 30 岁男性，白领，西装革履把自己打扮得很精神，开始叙述病情了，顿时颓废，本该郁郁葱葱的时节，我看到的却是满树的秃枝丫。

他的症状：丁丁勃起功能正常，和女友在一起总是有求必应，但没有快感，忙活了半小时也毫无射意，最后靠手淫才完成射精，而且手淫带来的快感远远超过"活塞运动"。

这种情况在医学上叫性高潮缺失症，以前以为是女性的专利，其实男性也有。

男性性高潮缺失症的原因如下：

少部分手淫发烧友无节制、无章法地手淫，造成射精中枢紊乱，建立了一套错误的反射机制。

年龄因素，多见于老年男性，睾丸功能减退，雄激素分泌减少，神经反射和敏感性减退。

　　器质性因素，譬如包茎、包皮过长使龟头在"活塞运动"时不能充分享受摩擦的感觉；前列腺炎、精囊腺炎、附睾炎、睾丸炎也会导致快感缺失。

　　身体合并其他疾病，譬如糖尿病、慢性肾病等，经常性趣索然。

　　服用镇静剂、催眠药和抗过敏药，也会影响性神经的敏感性。

　　我告诉病人："具体到你，你的丁丁硬度足够，射精的快感不如手淫，说明你的性功能很正常，性爱方式不对。治疗比较简单，给我听好了。减少手淫次数，与伴侣多进行实战演习。时间足够长的前戏能够改善症状，必须走完拥抱—接吻—抚摸性敏感区—进入生殖器的四部曲。你似乎很忧郁了，忧郁不但导致勇气缺乏，有时也会导致判断力的缺乏。性很美好，对你来说，克服心理障碍，反复进行'真枪实弹'的性行为训练是治疗性高潮缺失症的关键！"

　　三个月后复诊，病人痊愈。

2. 悬空感、触电感、片刻失忆，感心动耳

在几个网络医疗咨询平台上，我把咨询价位定到了最高，600 ~ 800 元一单咨询，不是完全为了收入提成，而是想屏蔽掉一部分提简单问题的病人，但依然络绎不绝地接到相关咨询，问得最多的问题是：怎么判断女性是不是到了性高潮？

太多的年轻男性有太多的困惑，希望跳出混沌，回到清明之境。

其实女性也有同样的困惑：我的那种快感，究竟算不算性高潮？

女性性高潮，似琴如瑟，有意无意地拨弄着记忆，让你思索让你追寻。

男人活在空间里，女人活在时间里。著名性学家西尔万·米蒙说得很好："对女人而言，最重要的不是性行为本身，而是她处于哪种氛围，有多少时间来慢慢点燃自己的欲望？而男人呢？往往更在意性行为本身。"

女性性高潮，用八个字来形容：兔起鹘落，稍纵即逝。

在各种关于女性性高潮的调查中，不同的性学家对女性性高潮的持续时间有不同的统计结果，目前趋于一致：18 ~ 20 秒，比男性长一些。

不少女性还有一个缺点，为了表示对男性辛勤耕耘的奖赏，假装高潮。

女性到达性高潮有哪些表现呢？

性学家总结出了以下几条：

阴道靠近外面 1/3 处扩大，骨盆、盆底肌肉群、肛门括约肌出现有节律的收缩，3 ～ 15 次不等，每隔 0.8 秒收缩一次，持续 2 ～ 4 秒。并非每个女人都会出现收缩，这也是男人一脸懵懂的原因之一。

呼吸、心率加快，增加 2 倍以上，即使黑咕隆咚，也感受得到。

类似于肌肉痉挛一样的肌肉强直，持续时间很短，然后瘫如烂泥。

血压升高，比正常高出 1/3。

最后这条有点坑爹，谁会在如此美妙时刻为伴侣绑上血压计？

血液重新分配，体内血液骤然流向体表，达到性高潮的女性满面潮红、乳头变硬、勃起。这条也有些含混不清，似乎前戏也有如此表现？

不同凡响的叫床，反正与没有达到高潮的叫床声有差异。

其实我们更应该遵从女人的感受，譬如悬空感、触电感、片刻失忆。

另外一个有趣的问题来了，怎么去判断女性是假装高潮呢？

机械呻吟，没有一浪高过一浪的推进感；

整个性爱过程中都表现出呼吸平稳、心跳平稳（当然大多比平时稍快）；

面不改色，没有出现面部潮红等变化；

性爱结束后沉默是金，没有与男性继续交谈和温存一会的欲望；

性爱结束后直奔厕所，达到性高潮的女性几乎都会在床上小寐一会才能恢复体力，直奔厕所可以肯定她没有高潮；

性爱过程中一直睁着眼睛的肯定没有高潮，因为达到性高潮的时刻，99%的女性都闭上了眼睛。

关于女性性高潮的调查很多，其中最负盛名的调查来源于 2003 年 11 月中国人民大学公布的调查数据。

调查发现，中国女性仍然是"第二性"，处于一种"性屈从"的地位，以数据为证：

男性首先要求过性生活的占 61.3%，而女性首先提出的仅占 3.8%；41.1% 的女性曾在性生活中假装达到性高潮，比男性多 9 个百分点；曾经在自己不情愿的情况下不得不过性生活的妻子占 40.4%，而在丈夫中仅占 25.2%。更有甚者，曾经被迫过性生活的女性达到 25% 之多，男性只有 8%。与此相应，女性在性生活中遇到的最大障碍不是阴道润滑不足（3.1%）、性交疼痛（4.4%），也不是性生活无快乐（10.3%）、性生活无高潮（11.6%），而是对性生活不感兴趣（24%），一直对性生活有兴趣的女性仅占 19.1%。

这是一个令人震惊的发现：对 80% 以上的中国女性来说，过性生活并不完全是出于自己感兴趣，而是出于"义务""满足对方""维持关系"等性之外的原因。

而这次在网上进行的中国女性调查，尽管调查对象一大部分为受过高等教育的年轻女性，在自慰率、性高潮等方面均有着令人欣慰的表现，但当面对"自己不愿意，而对方要求"的情况时，仍有 46.7% 的调查对象选择了"顺从"与"敷衍了事"。

调查小组表示：除了文学领域外，中国女性的性革命尚未到来，"性屈从"仍是中国女性的共同命运。

著名性学家李银河对此发表评论："性高潮仍然是一个衡量性生活质量的硬性指标，我在调查时发现，不少女性不仅没有性高潮，而且对此处之泰然。当这一现象比较普遍时，就说明这个社会对男女实行双重道德。"

换句话说，80% 的中国女性无性高潮体验，太悲剧了。

近十几年来，随着性科普的不断深入，唤醒了更多女性沉睡中的欲望，女性性爱的满意率大幅度上升。2016 年 11 月，中国性学专家马晓年教授公布了《2016 中国女性性福白皮书》，认为性生活在亲密关系中有重要作用的女性高达 98%，遗憾的是，依然有超过 50% 的女性不能经常体会到性生活的快乐，近 40% 的女性对自己的性生活不甚满意。

3. 打开妹子身心欢愉的三个阀门

女性性高潮的秘密究竟是什么？

通过医生、性学家的研究，现在基本得到公认的、能够打开女性性高潮的开关阀门有三个：

阴蒂，富含神经末梢，位于两侧小阴唇上端，是人类唯一与性欲激发和性感受有关的器官，唯一的生理功能就是激发女性的性欲和快感。

阴蒂具有8000多根神经末梢，密度要比周围组织或男性龟头高6～10倍。

阴蒂的形状：圆柱状的小器官，由头、体和脚构成，有包皮包裹。

阴蒂的大小，近似长椭圆球状的阴蒂头部长度为6～8毫米，宽度为4～5毫米，阴蒂头部与体部平均长度为2.5厘米，阴蒂脚部长达9厘米。

男人刺激阴蒂的诀窍：轻柔、画圈式地抚摸阴蒂周围，然后集中到阴蒂头，接着长时间地吮吸阴蒂头，是激发爱液分泌和阴蒂高潮的好办法。

再说说G点，关于G点的说法莫衷一是，有些女性有，有些女性没有，是女体中特别神秘的部位。一般来说，寻找G点就是把中指伸进阴道，第二关节弯曲的地方是G点，位于阴道前壁，摸起来有些粗糙。最先发现G点的是德国医生Ernest Grafenberg，遂以他姓氏首字母G来命名。在日本，名古屋市立大学的渡仲三名誉教授初次用电子显微镜发现 G 点部分有知觉神经。有越来越多关于 G 点的争论，性学家和医生们越来越倾向于 G 点不是类似阴蒂头的一个小豆豆，而是位于阴道前壁的一片区域，更靠近尿道后壁，G 点毗邻尿道旁腺或者尿道旁腺干脆构成 G 点的一部分，足够的性刺激可以诱发尿道旁腺射液，就是所谓的潮吹了。

事实上，更多的实践证明，男性亲吻女性的阴蒂，是女性觉得很爽的时刻，但只是亲吻阴蒂头（clitoris），并不足以诱发女性潮吹，必须耐心而长时间地吮吸阴蒂头、阴蒂体，潮吹才会出现。既然液体是尿道旁腺分泌的，更证实了一种说法：阴道高潮（G 点高潮）是阴蒂高潮的马甲。

潮吹对女性来说，是一种很美妙的体验，并不完全等同于性高潮。

女性的阴道高潮很容易达到，怎么达到阴道高潮和混合高潮呢？

（1）必须充分前戏，欲火焚身时才将手指伸入女性阴道，而在女性性兴奋没有充分调动起来时，没有几个女性愿意臭男人的手指在自己的隐私部位瞎折腾，会带来疼痛和心理不适。

（2）手指伸进阴道前壁，第二指关节弯曲的地方大抵就是 G 点区域，摸上去的感觉像橘子皮，触碰 G 点时，女性会有各种不同的反应，起初也许感到稍微有点不舒服，甚至想排尿，但忍一忍就过去了，很快产生快感，快感掠过全身，春风拂面般的舒畅。

（3）G 点刺激的节奏，不同的女性喜欢不同的节奏，有些人喜欢快有些人喜欢慢，所以必须了解女性的身体需求，很多时候，在床上，慢是一种美德。

采用什么姿势，这是很多男人的困惑！

（1）首推女上男下位的"观音坐莲"，方便女性自己找到 G 点；

（2）男性主动的体位有两个，背向式和推桌式；

（3）时间不够嘴来凑，而诱发女性潮吹的最好办法，就是用嘴；

（4）充分遵循情侣或妻子的意愿选择姿势。

刺激 A 点同样可以让女人爽起来。A 点位于阴道内突起的性感带，位于 G 点和子宫颈的中间，在一个比较微妙的位置。马来西亚的性科学家在做"阴道爱液不足"的研究过程中发现了 A 点，刺激 A 点有助于分泌物增加。

除此之外，还有子宫高潮和乳房高潮的说法。

子宫高潮，被称为深处的高潮，其实与阴道高潮有时难以区分，对多数女性来说，第一次阴茎摩擦到子宫颈，会感到疼痛，随着快感的深入，疼痛会逐渐减轻，但部分女性会拒绝男性反复摩擦子宫颈。不同性学专家有不同的统计结果，大抵一半的女性，刺激子宫颈可以带来超凡快感，另一半女性会觉得不舒服，甚至不堪忍受的疼痛。

最适合阴茎摩擦子宫颈的体位，是女上男下位的"观音坐莲"。

乳房高潮，乳房肯定是女性性快感的开关之一，即使是平胸的女性，乳房经过爱抚、亲吻后，也会激情洋溢。有一项统计结果：大约 20% 的女性通过单纯刺激乳房可以获得性高潮。

男性刺激乳房的秘籍：轻柔地抚摸；由浅入深地亲吻、长时间地乳房吮吸。

怎么去提高女性的性欲呢？

与男性一样，锻炼是最好的春药，推荐游泳，可以有效地锻炼大腿肌肉和骨盆盆底肌肉群（PC 肌），让这些肌肉收放自如，方便更有体力、更有耐力地进行各种姿势，而骨盆盆底肌肉群在性高潮中将起到至关重要的作用。

没有游泳的条件，骑行也行，但不宜长时期骑行，压迫会阴部太久会让人感到不舒服。

风靡全球的凯格尔运动，是必需的选择。配合阴道哑铃，又叫缩阴哑铃，可以体会下身传来的阵阵快感。

许多女性的性欲减退与心理有关，譬如肥胖和过于消瘦，纠正自卑心理的最好运动是舍宾。

舍宾由俄罗斯人首创，1997 年 4 月落户北京，随后雨后春笋一般在全国铺开。它通过电脑测评分别制订出适合个体的营养 + 运动 + 医学 + 心理学不同的训练处方，完成从形体美到总体形象美的过程。

舍宾专家有一个诱人的发现：大多数参加舍宾训练的女性，在训练半年或一年后，性欲、性快感和性能力有明显改进或提高。

不想做爱的时候坚决不做，阴道干涩会导致很多不爽，那玩意要是痛起来，泪涟涟，恨不得喝下一碗孟婆的汤。

心理调节也是提高女性性欲的方法之一，做爱的最高境界是水乳交融，女人曾经有一个误区，以为各种夸张的叫床是对男人的奖赏，其实不是，做爱时牙齿咬下嘴唇的动作就已经非常销魂了。与伴侣沟通、彼此都浑然忘我有助于提高性欲，因为怀念，所以想干。

药物辅助，女性"伟哥"氟立班丝氨（Flibanserin）是一种选择性 5- 羟色胺再吸收抑制剂（SSRI），对提高女性性欲有确切疗效，不过，不像男性万艾可、希爱力一样立竿见影，需要服用至少一个星期之后才见效果。

4. 所谓"性技"：夜读可红袖添香，轻吟如高山流水

自从我在微博上以"男科专家"的身份声名鹊起，几年未见的"老妖"来找我切磋技艺了。

除了老了一些，他一点没变，五十知天命的年龄了，对女朋友的要求更高，他最欣赏毕淑敏的一段话："磨砺内心比油饰外表要难得多，犹如水晶与玻璃的区别。我喜欢爱读书的女人，书不是胭脂，却会使女人心颜常驻；书不是棍棒，却会使女人铿锵有力；书不是羽毛；却会使女人飞翔，书不是万能的，却会使女人千变万化。"

我讪笑："兄长有进步。"

性爱如同读书，挑灯夜读时，可以红袖添香；对月轻吟时，如遇高山流水，才是性爱的最高境界。

这次是他向我讨教经验了："听说女人有潮吹，为什么我没有遇见过？"

我向他慢慢解释："'岛国'电影里的潮吹是不是真实存在，我不敢全盘否定。但是，我可以这样说，99%的潮吹场面不是真正意义上的潮吹，而是刻意为之的女性尿失禁，因为视觉盛宴可以提高卖座率。"

我个人的观点：

获得潮吹体验的女性比例并不多，只是少部分；前戏能够诱发潮吹。

潮吹并不完全代表性高潮，有些女性称潮吹是性高潮的一种，有些女性觉得距离性高潮还差那么一点点，但感受确实美妙绝伦，是另外一种方式的快感。

迄今，关于潮吹的说法依然众说纷纭。

欧美国家有很多研究小组对潮吹现象进行了锲而不舍的研究，都是小样本，达不到循证医学的要求，但这些研究提供了一些数据和事实，值得我们关注。

有一组研究很有意思。

法国妇科医生 Samuel Salama 选择了 7 名自称能够潮吹的女性。试验的第一步，7 名女性在性交前提供尿液标本；第二步，性交或者自慰前，B 超检查膀胱容量，必须保证膀胱处于排空状态；第三步，开始性交或者自慰，在女性自诉快到性高潮时再次进行 B 超检查。

每位女性到达高潮的时间不同，25 ~ 60 分钟不等。

结果让人大跌眼镜，女性快到性高潮时的 B 超检查发现，7 名女性的膀胱都是充盈状态。这个实在不好解释，在没有饮水的情况下，每小时尿量达到 300 毫升以上，让人匪夷所思。

7 名女性都有潮吹，其中的 2 名，潮吹液体与尿液完全一致，另外的 5 名，潮吹液体含有 PSA（前列腺特异性抗原）。

Samuel Salama 的结论：潮吹可以产生两种液体，尿液和尿道旁腺（女性前列腺）分泌的 PSA。

关于潮吹的零散研究还在继续，结论更是莫衷一是。

更多的亲力亲为者描绘潮吹的场景：

潮吹肯定不是尿液，潮吹的液体风干之后，床单往往不会留下污渍，而尿液，一般有一圈黄色的污渍；

潮吹的液体通常是偏白色的，少数是半透明或者透明状，潮吹肯定不是尿失禁。

而关于女性是否也有前列腺的问题，让女性潮吹的生理现象变得更加明晰。

男性有前列腺是确凿无疑的了，那么女性呢？目前泌尿外科界越来越倾向于一种看法，女性也有前列腺。

女性前列腺的最早描述来源于 1672 年荷兰解剖学家 Regnier de Graaf 的描述，1880 年美国妇科专家 Skene 发现在尿道口附近的尿道内可见两个开口，开口近端的黏膜下有腺体组织，类似前列腺，被称为 Skene 腺，又称尿道旁腺。1984 年 Huffman 在美国妇产科杂志上发表论文详细叙述了成年女性尿道旁腺及其导管的解剖，之后更多的研究证实了尿道旁腺的胚胎发生无论在解剖和生理上都与男性的前列腺同功同源。

女性前列腺如果发生慢性炎症或结节性瘤样增生，导致膀胱颈部狭窄甚至梗阻，从而产生排尿困难、无力、尿频，夜尿增多及排尿不尽感等症状。但其真正的发病机制目前存在争议，命名也较为混乱，如膀胱颈梗阻（vesicle neck obstruction）、膀胱颈肥厚、膀胱颈括约肌硬化、膀胱颈张力过高、甚至归类于尿道综合征。现在统称为 Marion 病。

前列腺特异性抗原（PSA）是目前在男性和女性中识别正常和病理改变的前列腺组织中最常用的标记物，尿道旁腺是女性 PSA 的主要来源。

所以，潮吹液体大多数来自尿道旁腺。

看来，性技巧是决定性爱质量的第一要素。

言简意赅地总结一下潮吹：

潮吹是客观存在的事实；

女性都有潜在潮吹的可能，就要看男性的性技巧了。

几天后，"老妖"在微信里向我竖起了大拇指："谢谢兄弟，我让女朋友潮吹了。"

"亲吻生殖器在情侣或夫妻之间蔚然成风，有哪些注意事项呢？""老妖"在微信里问我。

大多数男性有一种错误的认识：女性生殖器比较脏。

真的如此吗？ 阴道的内环境呈酸性，含有以乳酸杆菌为主的正常菌群，乳酸杆菌不会造成炎症，反而可以让阴道的酸碱度（pH 值）处于合适的状态，抑制有害细菌的入侵和繁殖，并保持阴道内其他细菌（譬如乳链球菌、大肠杆菌、变形杆菌、支原体、衣原体等）的互相制约和平衡，不至于发病。

阴道分泌物，平时量很少，色白，带黏性，无异味，有宫颈分泌的黏液、阴道黏膜的渗出液、子宫和阴道脱落的表皮细胞、少量的白细胞。

简而言之，健康女性的阴道是干净的，你遇到了有病的阴道，算你晦气。

消除误区，男性就可以放心对女性亲吻了。

亲吻时，女性会分泌更多的液体，没关系，吞咽进胃里也行。胃酸会杀死细菌，而胃腺分泌的蛋白酶还会将分泌物中少许的蛋白质转变为肽。

当然，女性阴道分泌物有异味，不要亲吻，应该让女性去做阴道分泌物检查、TCT 检查、HPV 病毒检测。如果有阴道炎，及时治疗。

至于 HPV 病毒，在人体内存活时间长，男性口交时极易感染 HPV 病毒。在美国，HPV 病毒感染已经成为口咽癌的发病原因之首，而导致 HPV 病毒感染的途径，大多是因为亲吻！

其他的性病病原体感染，梅毒、淋病、非淋、生殖器疱疹，都可以通过口交传播，而艾滋病，有通过口交传染的零星报道，但依然缺乏大规模循证医学证据支持。

女性为男性亲吻敏感部位呢？

成年男性的丁丁，尤其是冠状沟处，也有大量细菌存在，包括霉菌、衣原体、支原体、纤毛菌属（sneathia）等。

要注意的事项如下：

（1）亲吻前洗澡是男女双方的基本礼仪。

（2）男女双方，任何一方出现生殖器感染（譬如性传播疾病、HPV 感染、包皮炎、阴道炎等），禁止亲吻。

（3）男女双方，任何一方有口腔溃疡、牙龈出血，禁止亲吻。

在男女没有生殖器疾病的情况之下，没有明确证据表明，亲吻会增加艾滋病的发病概率，会增加其他疾病的发病概率。

5. 男人保持性趣时间与"猎物"挣扎时间成正比

关于女性性高潮的讨论还在医学界继续，正是这些讨论，促进了社会的和谐。

阴蒂型高潮是大家公认的，但阴道型高潮却没有得到公认。

法国妇科医生 Odile Buisson 有一个著名的结论：阴道前壁与阴蒂存在血脉相连的关系，只刺激阴道而不刺激阴蒂要达到高潮是不可能的，阴道高潮只是阴蒂高潮的马甲。

Odile Buisson 的观点很难驳斥，因为男女性爱时，任何姿势都难免会摩擦到阴蒂，女性趴着的后入式几乎不会接触到阴蒂，但阴蒂也会参与运动过程。

美国 Rutgers University 的 Barry Komisaruk 教授对女性性高潮进行了卓有成效的研究，在女性自慰时，用功能性核磁共振成像（FMRI）对她们的大脑进行扫描，显示特定位置的刺激所激活的相应大脑区域。研究发现，对应阴蒂、宫颈和阴道刺激的大脑相应区域聚集在一起，只有轻微的重合，像一串葡萄。结论是：阴道高潮是存在的。

我个人的经历，阴道高潮当然有，只是更需要性爱双方的努力和性技巧。

单纯通过手指刺激阴蒂让女性达到性高潮的例子很多，单纯刺激 G 点呢？经常做的是无用功。

不同的女性有不同的性敏感区分布，性敏感指数也各有差异，男人得花时间去了解女人的身体，才能演绎高潮迭起。

性爱的几大原则：

必须彼此充分前戏，采取由四周到中间的刺激性敏感区的原则，而在女性性兴奋没有充分调动起来时，用手指刺激 G 点的方法并不值得提倡，双方欲火焚身时才开始"活塞运动"，更容易让女性达到性高潮。

不同的女性喜欢不同的节奏，有些喜欢快有些喜欢慢，所以男人不能蛮干，要根据女性的不同喜好行事。

任何一方拒绝性爱，绝对不要强求。

做的次数越多越想做，做的次数越少越不想做。

男女关系学启迪我：男人保持性趣的时间通常会与"猎物"挣扎的时间成正比，投降越快，失宠越早。早早地把一场戏弄成一床戏，一辈子就是一被子。

一言以蔽之，所有的女同胞们，别让男人轻易得手！

不同年龄段的女性，也表现出不同的特点：

有一组很有趣的 20 ~ 30 岁的女性的性爱统计资料，13% 每天都在过性生活；1/3 每星期超过一次；50% 以上每星期一次；无性一族的比例也不低，17%！

这个年龄段的女性呈现出以下的性欲特点：

常处于被动地位，羞于主动索取；

性高潮缺乏；

困惑自己的表现，假装高潮。

恰恰是这个年龄段，是性欲和性功能得以充分开发的最佳时期。

30 ～ 40 岁的女性，大多是经产妇了，摆脱了羞涩阶段，性欲强烈，甚至主动索取。

女性性欲大抵分为四个等级，有点像女性咪咪的罩杯：

A 级（agitation，激动型）：性欲强烈，表现主动。一般是 30 ～ 40 岁身体健康、事业顺利的经产妇，体型大多丰乳肥臀，性欲旺盛使她们充满活力，恰恰是 A 级女人，对性伴侣的要求最高。男人撩 A 级女人需要技巧，空有猛男的皮囊还不行，除了床上功夫一流，还得学识渊博、幽默风趣。

B 级（bomb，炸弹型）：平时安静如淑女，性欲被点燃时却尽显狂野。多数女性属于 B 级，她们的激情需要男人开发，讲究循序渐进，起初青盈盈盈于杯侧，后来香漫漫漫于胸前。B 级女人最容易出轨，男人要时刻照顾好她们的情绪，不要一味地以为岁月静好，稍有不慎，岁月静好到故人凋零、旧影成墟，那真不是好玩的事。

C 级（cool，冷漠型）：性爱可有可无。

D 级（disgust，厌恶型）：拒绝性爱。

女性的性欲随着雌激素分泌水平的变化有一个曲线，一般来说，这个变化周期和排卵周期差不多，在一个 28 天的月经周期中，有两次性欲旺盛期，持续 2 ～ 4 天不等，如下：

月经之前的 2 ～ 4 天内；

月经结束之后的 8 ～ 10 天。

抓着这两个时间点，常能获得美妙的性体验。但也不绝对，有些女人恰恰在月经期里性欲最强。

6. 好男人撩走"性冷淡"

经常有男性跑到门诊来向我咨询：为什么曾经热情似火的老婆，在生了孩子之后就不愿意性爱了呢?

这是产后性冷淡。

产后性冷淡，几乎每个产妇都会经历，平均 3 个月，有的产妇更长，高达 1 年以上。

因为产后进入哺乳期，内生殖器及外生殖器的恢复需要 4 ~ 8 周。

产后由于垂体需要分泌更多的促进乳汁分泌的激素，此消彼长，决定女人性趣的雌激素、黄体酮等激素相应分泌减少。

激素的影响，导致阴道里的腺体分泌物减少，譬如前庭大腺、尿道旁腺。此时阴道经常处于一种干涩状态，爱爱体验很差，真要霸王硬上弓，可能会导致阴道损伤。

别妒忌，刚当妈妈的注意力大部分已经转移到孩子身上，母爱的光辉，照遍神州大地。

怎么办呢?

前三个月别折腾她好不好?

男人常常毛手毛脚，万一你爱爱时使出各种招式，用尽洪荒之力，上面下面齐头并进，就是与婴儿抢奶吃。

有个很悲催的现象，丈夫在妻子孕期和哺乳期极易出轨，是性生活的空窗期。除了丈夫有责任心的自律，有一种简单易行的方式：买一个充气娃娃，不要太贵不要会叫床的，丈夫在一边"打飞机"，妻子配合着声情并茂地叫床，想想都心旷神怡。

三个月之后，尝试恢复正常性生活，妻子的阴道干涩，买大量的水基润滑剂。

放心吧，男人的努力不会白费，与性欲恢复的哺乳期的妻子做爱，是另外一种荡气回肠的愉悦。

32 岁已婚女性，看了我在微博上的性知识科普，特意挂了我的号，找我看病。

她不是很漂亮，却有一池碧水、一榭春花、一陌杨柳、一窗月光的书卷气。况且是我的粉丝，我对她的态度似乎更好一些。

她的倾诉：孩子 2 岁了，已经没有婚前激情，在借助情趣用品和"岛国"电影的基础上，偶尔有性高潮，但平时完全没有性趣。

她把自己归类为 C 级女人，请教是否有服用女性"伟哥"的必要。

我和颜悦色地嘱咐她：你有正常的性高潮，就没有性冷淡，我说的女性性欲分级水平中的 C 级，是性爱可有可无，C 级女人几乎与性高潮绝缘。

我呢，经常是一窗、一影、一人、一思考地泼墨而出，理当记录最科学、最具人文关怀的文字，你对号入座了，不是我希望看到的结局。

性爱时需要借助"岛国"电影或情趣用品，说明你对高潮有强烈的渴望，渴望得到一切，就可能对一切感到不满。这是心理因素，得想法纠正。

多与老公沟通，一句正确的废话必须要说，做足前戏。

"岛国"电影片和情趣用品都用上了，干吗不尝试口交？干吗不尝试改变性爱场地？厨房、卫生间、书房、地板都是好战场。

在性爱的问题上，导致你现在的无所谓，你的老公难辞其咎，估计相处了 7～8 年，他也没啥性技巧。

送你一句话：梅须逊雪三分白，雪却输梅一段香。中国还有非常庞大的女性群体，终身没有达到过一次性高潮，你是不是比她们厉害多了？

你目前不需要服用药物来提高性欲。

当然，你提到女性"伟哥"了，我就科普一下吧。

女性伟哥，又叫氟立班丝氨，是一款粉红色的小药片，它的作用机理是通过拮抗大脑中的 5-羟色胺受体，影响 5-羟色胺、多巴胺和去甲肾上腺素等神经递质，进而调节大脑的奖赏中枢，释放被压抑的性趣，与蓝色的男性"伟哥"（万艾可）倒是相映成趣。氟立班丝氨作用于上半身，万艾可作用于下半身，好奇妙，男人是用下半身思考的动物。

氟立班丝氨不是用来临时助兴的，它是用来治疗一种病：女性性冷淡。

并非所有的女性服用了氟立班丝氨都能得到显著的效果，不同的文献有不同的统计结果，有效率在 50%～70%。

氟立班丝氨的缺点：要连续服用，至少一周才开始起效。

氟立班丝氨的副作用：嗜睡、体位性低血压，所以在服药期间严禁开车，避免交通事故发生。

另外，氟立班丝氨的价格小贵，在中国还没有上市，如果你非要试一下，可以代购。

临床上确实有真实的性冷淡女病人，比例不低，占到了女性的 20%。

女性性冷淡，公认有以下几个原因：

不了解自己的身体；

既往性生活不和谐；

心理障碍；

不良生活习惯，譬如长期抽烟、酗酒、熬夜；

夫妻缺乏交流；

长期超负荷工作，身心疲惫；

对伴侣不满意；

对自己形象不满意，缺乏自信；

身体合并其他疾病，造成内分泌功能失调。

医生诊断这些病人，会先说一些正确的废话，夫妻多沟通，性生活多配合，做必要的身体检查。

女性性冷淡称为性高潮缺乏症，分三级：一级，做爱时有一定程度的愉悦感，并且出现阴道湿润，但无性高潮；二级，对做爱漠不关心，没有愉悦感；三级，对做爱极度厌恶。

电影《非诚勿扰》里有一个相亲故事，车晓羞答答地说：一年一次，如何？葛优拂袖而去。

大多数女性产后有一定程度的阴道松弛、骨盆盆底肌肉松弛，不过要相信女性生殖器的自我修复能力，凯格尔运动也可以帮助产妇尽快恢复，要治疗性冷淡，首先得克服生活中的焦虑和沮丧，学会做自己的主人。

为数不少的性冷淡的女性，来源于对自己身体的不了解，Kalplan 是一名很牛的医生，他在研究治疗男性早泄的性行为训练方法时，也摸索出了一套治疗女性高潮缺乏症的自慰训练教程，方法很简单，僻静之处，全身放松，用手指在会阴部、阴蒂、阴道、子宫颈去寻找自己的性敏感区。

自慰的女性很少出现性高潮缺乏症，鼓励女性自慰，是治疗女性性冷淡的性行为疗法。

一些药物，譬如抗抑郁药、利尿剂、降胆固醇类药物，甚至部分抗生素，有可能会降低性趣，不到万不得已，尽量少服用这些药物。

运动是提高性趣的好办法，慢跑、打羽毛球、爬山、游泳。但在选择运动项目的时候也得斟酌一下，譬如长时间骑行、长时间训练舞蹈和瑜伽动作里的劈叉，可能导致会阴部麻木，影响性趣。

至于药物治疗，还是选择氟立班丝氨。

大多数女性，在性欲来袭时，羞于表达自己的性要求，其实行为是一门艺术，可以通过多种方式，告诉伴侣，你想要了。

多数女性的表现：目光羞涩，部分女生欲拒还迎；提前洗澡；主动接触男生的身体，主动做出亲热动作。

怎么制造温馨氛围呢？

喷一点香水，无须太多；香到不浓不淡，若有若无为最妙。若浓一分，则袭鼻，若淡一分，则无味。

镂空穿上一件男友的衬衣，足够性感了。

情趣内衣确实对激发男生欲望有帮助，能让感官上的欲望升华，不妨一试。

而在性爱过程中，女性不妨大胆一些，骄傲地昂起头，对着你的伴侣颐指气使：我也是有前列腺的俏佳人了，给我口交，还你惊喜！

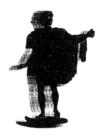

第七章

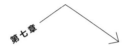

人类最初的
"精子之战"

1. 谁的岁月没有蛋疼的时刻

有天门诊预约的第一号，我都看了 20 多个病人了，他还没有来，我觉得蹊跷，特意去看了电脑上他的年龄，22 岁，想想这般年龄的小伙子看泌尿外科，是不是有难言之隐？我甚至特意跑到门外去呼叫病人的名字，没人应答，门外一位排队的女病人的手机响了，铃声很应景，是刘若英的《亲爱的路人》，"对的人终于会来到，因为犯的错够多"，边看其他病人边等他吧。

我一向直觉准确，这一次我错了。

十点半，他来了，进门对我眨巴眼睛："卞老师，我私信求助过你的。"

他是医学院的学生，目前在医院实习，在病房处理完所有的住院病人，才匆匆跑来就诊。

距离一下拉近了，有点"朋友啊朋友，你可曾想起了我"的意思，下一句歌词应该我来接龙："如果你正承受不幸，请你告诉我。"

他递过来一大堆化验单及检查结果，包括精液常规、B 超、彩色多普勒，诊断很明确：左侧精索静脉曲张。

"以前我有一个很不好的习惯，我最爱不释手的东西是鸡鸡，喜欢折腾自己的蛋蛋，大学毕业后的一个晚上，我躺在床上玩蛋蛋，惊异地发现自己的双侧蛋蛋居然可以轻易推入腹股沟区，于是对这游戏乐此不疲，直到定专业之前在普通外科轮转，方知是外环口过大，是解剖学异常，是一种病，这叫滑蛋，反复玩容易诱发睾丸扭转、腹股沟温度过高影响精子质量，继续玩蛋，真会完蛋。路要一步一步地走，不要扯着蛋，从此成了我的人生信条。"

我关切地询问实习生："有啥症状？"

"蛋疼！"

精索静脉曲张的主要临床表现是站立时患侧阴囊下垂伴坠胀、疼痛，可向同侧的腹股沟区、下腹部、腰部、会阴部放射，劳累及长时间行走时加重，休息、平卧后症状减轻或消失，出现这种情况，建议大家摸蛋，如果摸到附睾肿胀，多为附睾炎；如果摸到蚯蚓状曲张的蔓状静脉团，哇，精索静脉曲张与你不期而遇。

有一个触目惊心的事实，精索静脉曲张的发病率为 10% ～ 15%，因为解剖学原因，左侧多见，双侧者接近 40%，而男性不育中有约 40% 的病人合并精索静脉曲张。

为什么精索静脉曲张会导致男性不育呢？

简而言之，精索静脉曲张使睾丸静脉回流受阻，血液滞留造成睾丸内部温度增高，生精小管变性影响精子生成；血液滞留同时影响睾丸的血液循环，营养及供血跟不上，精子质量自然受到威胁；最要命的是，两侧睾丸静脉之间有丰富的吻合支，城门失火殃及池鱼啊，左侧精索静脉曲张让右侧睾丸温度一起升高，左侧精索静脉的毒素及代谢产物一溜烟跑到右侧去了，无辜的右侧睾丸难逃噩运。

泡温泉最可怕的不是舒服，而是你明明舒服了还要让自己热到虚脱才行；

有些白领一族喜欢把笔记本电脑搁在两腿之间办公，除了酷炫，兼职杀精。这两个不好的习惯，奉劝男人们纠正，泡温泉浅尝辄止，笔记本电脑规矩地放在桌上行不行？

实习生真的有些锲而不舍的精神："精索静脉曲张应该如何诊断？"

症状、体征明显者，体检即可诊断；症状、体征不明显者，需要用Valsalva试验：让病人站立，屏气使腹压增加，方便摸到曲张的静脉。

精索静脉曲张分为三度：

Ⅰ度，站立及平静呼吸时摸不到曲张静脉，Valsalva试验触及曲张静脉；

Ⅱ度，站立时外观无明显异常，但可以触及蚯蚓状曲张静脉了，平卧后迅速消失；

Ⅲ度，阴囊表面蚯蚓状曲张静脉一目了然，平卧后消失较慢。

"那还需要哪些辅助检查呢？"不愧为学医的实习生，问的每个问题都很专业。

精液分析、B超、彩色多普勒、放射性阴囊血池扫描、选择性肾静脉及精索内静脉造影。这病没有那么复杂，不需要把所有检查一一做完。

精索静脉曲张的超声诊断标准：（1）平静呼吸时精索静脉最大内径（ＤＲ）≧1.8毫米，Valsalva试验ＤＲ＞2.0毫米；（2）Valsalva试验阳性，彩色多普勒测及血液反流信号且反流持续时间（ＴＲ）≥1秒。同时满足上述标准者诊断为精索静脉曲张。

"那怎么治疗呢？"我觉得这个实习生有些将我当作他的专业老师了，一个问题接着一个问题。我想这与他空有一腔医学理论知识，而没有实践经验有关吧，只好耐心地给他解释。

其实，不少专家建议无症状及症状轻微者试行非手术治疗，包括使用阴囊托袋、局部冷敷、减少同房次数等，以减低睾丸温度。老实说，我不赞成，甭说裤裆上挂个阴囊托袋比男人贴张卫生巾还别扭；冷敷阴囊该是多么难受，我终于明白了"鸡冻"的出处；再说让年富力强的大老爷们禁欲，少一项基本生理需求，悲催得紧。

个人认为精液分析正常的精索静脉曲张病人暂不用手术，需观察，每三月复查一次精液常规，稍有异常，需手术；精液常规异常的病人应毫不犹豫地立即手术。其实我更偏向于对确诊为精索静脉曲张的青少年病人都施行手术，就是害怕别人指责我医疗过度。

手术方式为精索静脉高位结扎术，属于一项操作比较简单的手术。在大型三甲医院，腹腔镜精索静脉高位结扎术、显微镜下手术已经逐渐成为治疗精索静脉曲张的标准术式，尤其是显微镜下手术，几乎可以做到零复发率。

有一组鼓舞人的数据，精索静脉曲张是导致男性不育中最易纠正的疾病，术后 60%～80% 精液改善，20%～60% 可以自然受孕。

实习生忐忑不安地问我："那我做不做手术？"

我斩钉截铁："精索静脉曲张是进展性疾病，你是Ⅱ度，虽然你的精液分析尚属正常，但考虑到毕业后你还需三年规培及你捉襟见肘的经济状况，结婚恐怕遥遥无期，结论只有一个，做！"

迄今为止，没有任何一种药物对根治精索静脉曲张有效，只是缓解症状而已。

2. 蛋蛋：男人的死穴和生殖之源

小曹是北京人，是一个很帅气的小伙子，有一个很好的习惯：喜欢看书和码字。

小曹在北京读的大学，专业是国际贸易专业，那时的文学青年很时髦，所以他锲而不舍，或风雅或青涩的文字屡屡自笔端流出，然后小心翼翼地投到杂志社去，一旦变成泛着淡淡墨香的铅字，心里便溢满了得意和欢喜。

青涩的他习惯了安静，除了码字，还喜欢弹吉他，对生活并没有过高的要求，一首歌、一阕词、一杯白开水，便可度日，握着笔，书满腔迷惘的心事；弹着琴弦，唱春花秋月的歌曲。

一场邂逅改变了他的命运。2002 年的暑假，小曹到成都旅游，世间缘聚，宛若天意，在春熙路，小曹偶遇一名俏丽的成都姑娘，于是他的字，以她成词，每一段句子，都有她杨柳的腰、桃花的容、莲藕的臂、柳叶的眉。

是的，成都是一座来了就不想离开的城市。

2005 年小曹大学毕业，作为家中独子的小曹不顾父母的强烈反对，毅然在成都定居，与心爱的姑娘共结连理。

小曹很努力，不到五年，成为成都某大型国企的中层干部，也许是太专注于工作，小两口将生孩子的计划一拖再拖。不过，小曹早早地做了精液分析，一切正常。

转眼十年过去了，不能再拖了，再拖下去，妻子就成为高龄产妇了。高龄产妇，是指年龄在 35 岁以上的产妇，或受孕时 34 岁以上的产妇。一般来说，高龄产妇发生胎儿宫内发育迟缓和早产的概率较大。

可是，连续一年的"封山育林"，妻子没有怀上。双方父母更是着急，把小两口的心态都摧残成陈年旧货了。

这个时候才去医院检查，检查的结果让小曹彻底蒙了：弱精症。

什么是弱精症？先看看 2010 年 WHO（世界卫生组织）颁布的第五版《人类精液实验室检验手册》中精液分析的几个重要指标。

精液量：一般为 2 ~ 6 毫升；

pH 值：精液的 pH 值呈弱碱性，介于 7.2 ~ 8.0；

精液液化时间：室温下 60 分钟内，一般不超过 15 分钟；

精子数量：正常值标准为每毫升精液中的精子数量超过 1500 万，再乘以精液总量为精子总数，精子总数超过 3900 万为正常；

精子活力：正常标准，前向运动精子（PR）≥ 32%，或者前向运动精子（PR）＋非前向运动的精子（NP）≥ 40%；

正常形态：≥ 4% 就算正常了。

许多男性在体检时发现畸形率如此之高，各种忧心如焚，其实没有必要，大多数成年男性，畸形精子百分比在 90% 以上。

弱精症，就是精子数量、精子活力和精子形态达不到正常标准。

在门诊，小曹将检验报告交给我，忐忑地发问："几年前我的精液分析结果正常，为什么现在一落千丈了呢？"

这得好好寻找原因了。

工业的高速发展，让雾霾成为困扰中国的一大难题，在天府之国的中心成都，曾经星罗棋布着投资额在数十万到数百万元的污染企业，而雾霾中的重金属颗粒对睾丸的生精功能伤害很大，会延缓生精周期及精子在附睾里的获能过程，影响精子质量。男性不育的发病率逐年增高，与雾霾脱不了关系。

所幸的是，在国家的高压政策之下，雾霾问题已经逐渐得到控制。譬如在成都，两年之间关停了数以千计的污染企业。

在全球范围内，男性精子质量也呈逐年下降的趋势，世界卫生组织数次修订了精子质量正常的标准，够悲催了吧？

其他的原因呢？

生殖系统感染，譬如附睾炎、睾丸炎、前列腺炎、精囊腺炎可以降低精子的活力和运动能力，精索静脉曲张的病人也是弱精症的高发人群。

小曹没有这些疾病，得从生活习惯上去继续寻找原因。

可以肯定的对精子质量有影响的因素：吸烟酗酒。

小曹摇头："我从来不抽烟，为了应酬，偶尔会喝一点酒。"

我同情地看着小曹："二手烟经常抽吧？"

小曹点头，遭受使人沉默，无知方能聒噪。

吸烟对精子质量的危害表现在三个方面：香烟中的尼古丁、焦油、二噁因等有害物质，会通过血液进入人体，杀灭男性体内正常的精子，大大降低精子数量；尼古丁会使得男性精子的活性大大降低，阻碍精子的正常生长、发育，造成精子质量下降；生育期和妻子孕期还在吸烟的男士，不仅会祸及家人健康，也会大大增加妻子腹中胎儿的畸形率。

而酗酒会使睾酮水平降低并降低精子的质量和数量，酒精通过引起性腺中毒，严重地损害睾丸间质细胞，抑制睾酮的合成，引起血清睾酮水平降低，从而引起性欲减退、精子畸形，导致男性不育。

不良饮食习惯也是造成弱精症的原因之一。

小曹很着急："我平时喜欢喝可乐、吃芹菜，网络上盛传杀精，是不是真的？"

我告诉小曹："可乐杀精、芹菜抑精是不折不扣的谣言，甚至在世界范围内，谣言也流传甚广，因为谣言是一支凭着推测、猜疑和臆想吹响的笛子。"

最有影响的一项结果是丹麦医生 Tina Kold Jensen 长达五年的研究：对 2554 名年轻男子的精子质量和咖啡因的摄入情况进行调查，每天饮用咖啡（咖啡因＜ 800 毫克）、每天饮用两瓶可乐（1000 毫升），对精子质量没有任何影响。

芹菜抑精的相关论文我也看过，有美国的、泰国的，国内某著名大学以小白鼠作为试验对象，做了两次研究，结论居然大相径庭。

"目前，并没有确切的依据表明在人类的常用食物中有杀精作用的，所以可以放心地大快朵颐。"

小曹追问："玩手机会影响精子质量吗？"

网络上、各种科普书里，充斥着大量手机辐射影响精子质量的消息，这也是一个谣言，甚至部分泌尿外科医生也坚信手机辐射会杀精，必须为小曹科普一下。

玩手机时，手机辐射会影响精子质量，是一条不折不扣的谣言。

多数泌尿外科医生，迄今依然坚信手机辐射影响精子质量。

以"手机、精子"作为关键词百度，搜索到相关结果 302 万个，95% 的文章认定手机辐射是荼毒精子的隐形杀手。

以色列理工学院教授玛尔塔·迪恩费尔德对 106 名到生育诊所就诊的男性进行了为期一年的跟踪研究，结果是：每天用手机打电话超过一小时的男性出现精子质量低下的概率会翻倍，而那些用正在充电的手机打电话的男性出现问题的可能性也会翻倍。

中国同样的研究来自武汉大学医学院某教授，得出的结论如出一辙。

起初我也信了，后来与通信领域的专家讨论，并虚心请教，这些所谓的手机辐射影响精子质量的论文，出自一些质量可疑的刊物。

隔行如隔山，医生对电磁波辐射的概念基本上算是文盲。

辐射波长越短，携带的能量越高。X 射线之所以能损伤细胞和组织，正是因为波长极短，只有一根人类头发直径的百万分之一。与此相比，手机信号电磁波的波长较长（根据手机信号频率的不同而有较大差异），只有很少的能量，不足以造成身体细胞的任何损害。

如果说手机对精子质量有损害，有一种情况不能忽视，就是部分手机会发热，尤其是安卓系统的手机，发热的手机揣在裤兜里，毗邻的阴囊温度会升高。

而生精需要的必需环境：阴囊温度必须比正常体温低 1 ~ 2℃。阴囊温度上升至 38℃就不再生成精子；温度上升至 40℃，成熟精子中的蛋白质会凝固坏死，像一个生鸡蛋，被煮熟了。

所以，男人们大可放心地玩手机，手机辐射不会对精子质量造成任何影响；不要把发烫的手机揣进裤兜，避免造成阴囊温度升高。

追根溯源，小曹有一个很不好的习惯：中午因为加班，经常在公司叫外卖。

有一个鲜为人知的事实，矿泉水瓶和外卖塑料饭盒中的塑化剂已经成为杀精的重要因素，尤其是外卖，用微波炉加热更让这种伤害雪上加霜。所以，对备孕期的成年男性来说，应该尽量不叫外卖饮食。

我给小曹的建议：

食物疗法：锌、硒等微量元素，精氨酸，维生素 E 对精液质量至关重要，而锌广泛存在于动物的内脏、海产品中，豆制品、花生富含维生素 E，所以平时应该多吃动物的内脏、海带、海鲜、鱼类、豆制品；

口服勃锐精：勃锐精的有效成分是左旋肉碱和乙酰左旋肉碱，能够显著提高精子质量，服用三个月后再复查 2 ~ 3 次精液分析；

前两年，据美国印第安纳大学布鲁明顿分校的 Tierney Lorenz 的研究成果，增加性爱次数可以提高受孕概率，相关论文发表在《生育与不育》（*Fertility and Sterility*）和《生理与行为》（*Physiology and Behavior*）上。所以，你不要拘泥于中国式的"封山育林"，在力所能及的情况下，尽量增加性爱频率，每周 2 ~ 3 次；

戒酒、避免抽二手烟、不要熬夜是一种必要措施；

避免长时间泡温泉、长时间骑行、长时间穿紧身裤，给阴囊一个清凉环境。精子生长的过程需要低温，阴囊是睾丸的"温度调节器"，当环境温度比体温低 1 ~ 2℃时，它才能顺利产生精子。

七个月之后，小曹的妻子成功怀孕。

去年十月，小曹的妻子顺利分娩一个 7 斤 6 两的男孩，当天，小曹在微信里写下了一段诗情画意的文字："产房外的老榕树沐雨而立，枝繁叶茂，风过，簌簌摇曳，我要告诉全世界一个好消息：我终于当上爸爸了。"

3. 保护精子从保卫睾丸开始

2015 年跨年夜，我在成都外双楠的米兰咖啡，邀约一帮朋友，原本与自己毫不相干的大雪、木屋、青树、驯鹿、雪橇、圣诞老人，因了跨年夜及刚刚过去的圣诞节的背景，逐渐生动了起来，以节日的名义快乐一次。一夜喧嚣之后，成都的冬天依然雾霾深重，一些脱尽木叶的树，光秃着，疏影横斜。

打开手机，微信里有报纸及网站的约稿信息：著名电视媒体人张某睾丸受伤，卞先生是否科普一次？

2016 年的第一天让我谈"鸡飞蛋打"不吉利，简单地浏览了张某的微博，决定择日再写。

张某的长微博更新到了第二季，病情也逐渐明晰，虽然一样的眼睛有不一样的看法，一样的耳朵有不一样的听法，一样的嘴巴有不一样的说法，一样的心有不一样的想法，但我用脚指头思考也能揣测出他的第三、第四季，好吧，唯有如此，一样的人生才有不一样的哀愁。

张某的受伤源于 2015 年 12 月 26 日夜间十点半参加的消防战士滑竿训练项目，睾丸紧贴滑竿，造成逐渐加重的睾丸闭合性损伤。

这病常见吗？不常见。

扳着指头细数由我经治的睾丸损伤，20 年来，开放性加闭合性损伤经过手术治疗的才 4 例，张某真的运气不好，但又何尝不是来年风调雨顺的标志，因为步子要慢着跨了，免得扯着蛋。

睾丸位于阴囊内，左右各一，产生精子及分泌男性激素。

睾丸的外形呈稍扁的卵圆形，表面光滑。可分内、外侧面，前、后缘和上、下端。前缘游离，后缘有血管、神经和淋巴管出入，与附睾和输精管的起始段相连接。

睾丸的表面有一层坚厚的结缔组织膜，称为白膜。沿睾丸后上缘，白膜向睾丸内突入，形成睾丸纵隔。睾丸纵隔又向睾丸实质内发出许多放射状的睾丸小隔，将睾丸实质分隔成许多睾丸小叶。

睾丸损伤的原因简单归纳为八个字：脚踢、手抓、挤压、骑跨。

导致张某受伤的原因是啥？挤压兼骑跨。

门诊偶尔会见到轻微睾丸损伤（挫伤）的病人，他们的描述颇有意思：一种说不出来的酥麻感传遍全身，痛并快乐着。

张某不一样，他的左侧睾丸白膜已经破了，血液不按照规定的通道在睾丸内弥漫，且通过白膜的破口渗出，形成了左侧睾丸血肿及阴囊血肿。他在长微博里自诉：一个半小时后自摸，两个阴囊不一样大，平日立体充盈的左侧阴囊陡然增大了两倍半有余，纵然是后知后觉，也知大事不妙。

这时的张某，开始饱受蛋疼的折磨了。

网络流传一个段子：一个人可以承受 45del（单位）的疼痛，一个女人生孩子时要承受 57del 的痛楚，大概就是碎 20 根骨头的样子。然而，一个男人被踢到蛋，那种痛楚是 9000del，换算过来，就是同时分娩 160 个孩子，或者断 3200 根骨头。

有这么夸张吗?

答案是否定的,而且上述段子中的"del"其实应该是 dol,是疼痛的拉丁文单词 dolor 的缩写,世界上最怪异的科学度量单位,从来没有得到业界认同。既然一个人能够忍受的疼痛单位是 45dol,那女人分娩及男人蛋疼完全达到非人类级别了,无稽之谈,千万别信。

睾丸损伤的具体临床表现:会阴部疼痛,伴恶心、呕吐,疼痛可以放射到腹部、腰部,有 20% 的病人导致疼痛性休克。

张某没有休克,他的疼痛充其量算五星级,估计与妇女分娩时的疼痛差不多,可是这个世界上从来没有一个人能够同时体会蛋疼和分娩的痛苦,这个滋味只有张某清楚。

明确睾丸外伤史、临床症状、体检可以初步明确诊断,但都应该常规做彩色多普勒超声检查,有助于确诊及判断损伤程度。

半夜的上海滩,张某遭遇了一场尴尬而痛苦的彩超检查,他在长微博里有详细的描述,结果是有损伤有积血,医生的解释语焉不详。

彩超检查终归还是有局限性,半夜里的第一次彩超,女医生得出了张某有睾丸损伤的结论,但睾丸白膜是否破裂,不详。按照睾丸损伤的治疗原则,做了镇痛、治疗疼痛性休克、止血、预防感染及睾丸损伤的局部处理,张某回酒店了。

翌日清晨的第二次彩超检查结果经张某的妙笔生花更具黑色幽默:左蛋重创,右蛋安详;血流踊跃,曲折蜿蜒;血肿已出,碎裂不详。

最新的睾丸闭合性睾丸损伤的手术指征:

B超发现一侧或双侧睾丸破裂；

B超发现鞘膜腔内中等量以上积血，即使睾丸白膜完整也必须早期手术。

单纯阴囊血肿较大者，一般应早期手术探查，如血肿不大，应用B超严密随访，一旦发现血肿增大，立即手术。

单纯睾丸内血肿，较大者应手术为妥，极小的血肿B超监视随诊，若血肿逐渐增大则需立即手术。

B超不能肯定诊断，而临床发现阴囊血肿形成，睾丸不能扪及，即具备手术指征。

在医患关系日趋恶劣的当下，医生把手术的决定权交给了张某，做还是不做？

所幸，又延误了差不多一天，张某被推上了手术台。

无论何种睾丸损伤，无论采用何种治疗方式，术后半年都应该密切随访，观察受伤睾丸形态、大小、质地变化，彩超监测睾丸实质及血流变化情况。

睾丸损伤后可能导致睾丸萎缩，萎缩睾丸的血生精小管屏障遭到破坏，引发自身免疫反应，城门失火殃及池鱼，累及正常睾丸，造成无精症或免疫性不育。

好在张某准备充裕,40岁时已经做了精子冷冻。即使在苍茫的时间里逃亡，也不会遭遇弹尽粮绝的现实。

张某在第一次彩超检查时对女医生的态度颇多微词，他意犹未尽地写道：如果你是医生，当你读到这段时，我想说，病痛之时，你就是病人的全部稻草，你的一个不经意间的温暖，功德无量。像我这种特别怕死怕疼的性格，是多么需要你的关怀和鼓励啊。我们这个社会，种种原因交缠导致的不信任俨然犹如毒瘤，相互伤害着医患彼此，拔除毒瘤和修复不信任的伤害，需要相当漫长的岁月，可即便如此，还是多点温暖吧。

我想那位女医生一定能够读到，并对张某的真诚态度满怀歉意，其实在寒风凛冽的冬夜，温暖别人的前提是先温暖自己。

没有花儿的同意，春天来了；没有大地的欢迎，雪花落了；医患关系就是如此不讲道理，多一些相互理解，多一些相互鼓励，没有雨滴的许可，彩虹也袅袅地来了，像天边的桥，异常美丽。

"蛋碎了，修补后仍可战斗；人活着，盘整后再图前行。"说得真好，住院一周之后，张某痊愈。

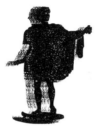

第八章

长在身体里
的石头

1. 筛查肾结石一定要及时

2005 年前的 10 月，医院某科主任老唐打电话给我，他的亲戚体检发现右肾结石，要我给看看。

他说的亲戚其实是他儿子的女朋友的妈妈，准亲家，50 岁的公务员，姓张，老唐翌日一早带她来病房的时候，她留给我的印象很好，有谦逊及优雅的微笑。

所谓四十不惑，五十而知天命，50 岁对一个女人来说是个很敏感的年龄，外貌上的年华已逝，临近更年期或者已过更年期，在家里老公和孩子嫌你唠叨，在单位领导和同事嫌你迟钝，对镜梳妆，镜子里映出一张枯黄的脸，花白的头发及脸上细碎的皱纹时刻提醒着你岁月的无情，激素分泌的变化有时还显得你很神经质，用专业术语来解释，称为围绝经期综合征，自主神经功能紊乱伴有神经、心理症状的症候群，要么兴奋要么抑郁。

有经验的医生会从 50 岁女病人的举手投足中做出简单判断，该病人是否合并围绝经期综合征？如果有，医患沟通时绝对注意措辞，因为这群病人容易产生医患纠纷。

她的微笑感染了我，一看就是温婉贤淑、知书达理的人，我亲切地叫她张姐。

她的右肾结石是体检时意外发现的，泌尿系彩超提示结石位于肾盂，约 2.5 厘米 ×3.0 厘米，伴轻度肾盂积水，没有腰痛、血尿等任何症状。

张姐问："为什么我会长肾结石呢？"

我告诉她：肾结石的形成原因非常复杂，有四个方面，外界环境、个体因素、泌尿系统因素和尿液的成石因素。外界环境由自然环境和社会环境组成，地理位置及气候条件属于自然环境，经济水平及饮食文化属于社会环境；个体因素指的是种族及遗传、代谢性疾病等；泌尿系统因素包括肾损伤、泌尿系梗阻、感染、异物等；上述因素最终导致尿液成分变化，导致肾结石的产生。

马上要上手术台了，我匆匆开了一张入院证，叮嘱张姐："你的结石不小了，结石继续长大会引发肾功能的进一步损害。"

一个星期以后，张姐来住院了。

按部就班地行各项检查，张姐好奇，几乎每一项检查的意义都要追问，耐心解释能够消除她心中的疑问。

血常规、尿常规、大便常规（三大常规）是住院病人必须进行的检查，血液分析、尿液分析有助于对结石成因做一个粗浅判断，是否合并尿 pH 值异常，是否合并高钙血症？甲状腺功能检查有助于排除代谢性疾病；泌尿系平片加静脉肾盂照影有助于判断结石大小及分肾功能（左、右侧肾功能），是诊断泌尿系结石的金标准；至于螺旋 CT 平扫，更能检测出其他影像学检查遗漏的细小结石，准确率在 95% 以上。

很多病人对医生开具 CT 检查诊断泌尿系结石愤愤不平，其实这是一种误解。

一般来说，病人因为腰痛症状来泌尿外科就诊，医生体检后怀疑泌尿系结石，开出的最常见的检查是泌尿系 B 超，了解病人是否有结石，是否有肾积水。

但大约有 30% 的泌尿系结石病人，彩超检查找不到结石。医生凭借检查报告里的输尿管扩张或肾积水，推测病人依然是泌尿系结石，会建议做进一步的检查，譬如泌尿系平片加静脉肾盂造影，CT 检查。

B 超方便、经济、无创，可以了解结石以上尿路的扩张程度，间接了解肾实质和集合系统的情况，同时观察膀胱和前列腺，寻找结石形成的诱因和并发症。但是，由于受肠道内容物的影响，B 超诊断输尿管中下段结石的敏感性较低，B 超是泌尿系结石的首选检查方法，可以发现 70% 的泌尿系结石。

泌尿系平片（KUB 平片），也是许多医生推荐的常规检查手段，可以大致确定结石的位置、形态、大小和数量，不过，不同成分的结石在泌尿系平片上的显影程度不一样，不同成分的结石显影程度依次为：草酸钙、磷酸钙、胱氨酸、尿酸盐结石。含钙的结石一般可以找到，胱氨酸、尿酸盐结石未必就会显影，就是说，部分结石通过泌尿系平片依然找不到。

静脉肾盂造影 (IVU)，静脉肾盂造影在泌尿系平片的基础上进行，了解泌尿系的解剖，确定结石的位置，发现泌尿系平片上不能显示的阴性结石，鉴别平片上可疑的钙化灶。另外，还可以了解双侧肾脏的功能，确定肾积水程度。

最近十年，CT 检查诊断泌尿系结石备受推崇，是诊断泌尿系结石最准确的方法，由于 CT 扫描不受结石成分、肾功能和呼吸运动的影响，而且螺旋 CT 还能够同时对所获取的图像进行二维及三维重建，因此，能够检出其他常规影像学检查中容易遗漏的小结石，准确判断结石大小、位置。增强 CT 更能反映双侧肾功能的情况。

记住了，CT 检查在诊断泌尿系结石方面往往事半功倍，而且，现在的 CT 检查费用也不贵！

即使做了这么多检查，肾结石的种类及成分依然不能肯定，肾结石由基质、晶体组成，晶体占了其中的 97%，按照晶体的成分将肾结石分为含钙结石、感染性结石、尿酸结石、胱氨酸结石四大类型。

含钙结石占了肾结石病人的 80%，感染性结石、尿酸结石大概各占了 10%，手术后对取出的结石进行结石成分分析，以明确结石的性质，为预防结石复发提供重要依据。

2. 我是老手，但我也是新手

两天之后，所有的检查完毕，张姐没有合并其他疾病，诊断为右侧肾盂结石伴肾盂轻度积水，结石成分不详。

采用什么治疗方法呢？

体外冲击波碎石（ESWL）首当其冲被排除，对于直径 0.7 ~ 2.0 厘米的肾结石，并且不合并肾积水和感染者，ESWL 是一线治疗，张姐结石太大，2.5 厘米 ×3.0 厘米了。

开刀，用我做了十余年、早已驾轻就熟的肾盂切开取石术无疑最保险，缺点是伤口大，病人术后恢复时间长。

其实最佳手术方式是经皮肾镜取石（PCNL），就是在腰部做一个小切口（0.5 ~ 1.0 厘米），人工建立一个操作通道，通过钬激光或气压弹道击碎并取出结石。

可是，这手术我没有做过。

2004 年，我去昆明参加了中华医学会泌尿外科分会组织的为期一周的PCNL 学习班，之后在全国数家顶尖医院的泌尿外科全程观摩了十余台 PCNL手术，对这个手术跃跃欲试很久了，张姐的身体条件太适合做这个手术了，单一肾盂结石、身材中等、无合并疾病，要不要试试？

假如建立操作通道成功，接下来就容易了，就算不成功，当机立断改为开刀也来得及。

也许我在选择手术方式的时候有那么一点私心杂念，成功以后，会大大鼓舞我做泌尿外科医生的信心，一鼓作气再做几台，年底还可以申请医院开展新技术新业务奖励。

定了，手术方式采取 PCNL。

手术前一天，我在医生办公室很慎重地与张姐、张姐的丈夫及女儿进行术前谈话。

张姐的丈夫也是公务员，典型的成都耙耳朵（妻管严），据他们的女儿爆料，她家是母系氏族，她妈是家里的绝对核心，但凡大事小事，通通由她妈做主，她妈不在时由她做主，当然，涉及国足冲出亚洲走向世界或者 SARS 世纪瘟疫肆虐神州大地等通天大事，还是她爸说了算。

之后在张姐长达八个月的住院时间里，我甚至都没有记住张姐的丈夫的名字，张姐的丈夫性格极其温和，他觉得钱放在张姐那里是最方便的，比存银行好，他的开销小，每次问张姐要钱都 10 块 20 块的，银行去取 10 块 20 块的显得寒碜，ATM 机又取不出来零钱。

一番寒暄活跃了气氛，我开始向他们交代术中、术后可能出现的各种并发症——

肾穿刺不成功，不能建立有效的操作通道，即使建立了通道，肾实质出血，改行开刀可能；邻近脏器损伤；肾盂穿孔；术中大量冲水造成稀释性低钠血症；术后感染及肾周积脓；结石不能取尽，需再次手术等。

张姐的丈夫听得汗毛竖起，忍不住打断我的话："有没有保险系数更高的手术？"

"有，就是开刀。"

张姐倒是神情自若："下医生，你以前做过这手术吗？"

我坦白："是我的第一次，但我很有把握。"

张姐的女儿立即对我翻脸了："你想拿我妈做试验啊？真是变态！"

空气有些凝固，突然忆起余华的一篇小说，描绘一位伤春悲秋的女人，食一条鱼，剩下的鱼骨完整得像一具标本，余华的本意，是想通过细节的捕捉来渲染一种变态，心思愈缜密，便愈是危机四伏。在数家顶尖医院里的观摩学习，见识了教授们的缤纷演出和庖丁解牛般的精湛技术，宛若鱼的残骸，丝毫无损地摆在白色的瓷盘中，这是最优雅的"变态"，很有情调、很有品位、很有风度，我肯定也能做到，只是尚需时日而已。

我回答："当然不是拿你妈做试验，虽然是第一次，我确实很有把握。"

张姐照例给我送来一抹熟悉的微笑："你们都别争论了，我相信下医生，我签字。"

PCNL是一项技术要求很高的操作，需要手术者具有相当的专业技术与经验，20世纪80年代中期开始在欧美一些国家开展，我国北京、广州、南京等地医院紧随其后。但是，早期的PCNL由于手术器械复杂及操作技术烦琐，手术难度大，并发症多，一度不为泌尿外科医生所接受。随着认识的提高与腔镜设备的改进，1998年广州医科大学第一附属医院提出中国特色的微创经皮肾取石术（Chinese mPCNL），通过在技术环节上对传统PCNL手术的改良与创新，才在全国逐步推广。

张姐签字结束，我便召集医疗团队为第二天的手术做准备，搬出笔记本电脑，在医生办公室里，一遍又一遍地反复观看广州医科大学第一附属医院泌尿外科及昆明医科大学第二附属医院泌尿外科同人的手术录像，事无巨细及不厌其烦地交代注意事项，务必保证手术的圆满成功。

第二天早晨，不到六点我就起床了，简单洗漱，然后步行到医院，十月的成都秋意正浓，都说秋天萧瑟，但秋天也是硕果飘香、果实累累的收获季节，看着马路边快乐地舞着太极剑、扭着大秧歌的大姐姐们，我想对张姐说，虽然你也步入了人生的秋天，但这个季节不正是人生最充实的时光吗？

七点到病房，我去床旁看了还未被送进手术室的张姐，张姐关切地问我："这么早就来了，是不是紧张啊？"

我自信满满："我才不紧张，早到是为了手术的万无一失。"

张姐爽朗地笑："那就等着白刀子进红刀子出了。"

八点半，手术准时开始。

第一步，先选择截石位（病人仰卧，双腿放置于腿架上，将臀部移到床边，能最大限度地暴露会阴，是泌尿外科最常用的体位之一），为张姐在膀胱镜下留置 F5 号输尿管导管，作用是向肾盂内逆向注水造成人工肾积水，使以前的积水变得更大，有利于经皮肾穿刺；注入造影剂使肾盂肾盏显影，指导 X 射线引导穿刺针；手术中指导肾盂输尿管的位置；碎石过程中，防止结石进入输尿管，通过逆向加压注水，有利于碎石的排出。

第二步，改截石位为侧卧位，麻醉师行连续硬膜外麻醉。

第三步，改侧卧位为俯卧位，在 B 超或 X 射线引导下在第 12 肋下经皮肾穿刺，穿刺成功后用扩张器鞘顺序扩张，顺利建立通道后，肾镜经过工作鞘找到结石，灌注泵一边注水一边就可以用钬激光碎石了。

当时的手术条件远没有现在优越，手术室没有帮助定位的 B 超，经皮肾穿刺依靠 C 形臂 X 射线定位，C 形臂还是与骨科主任协调，让骨科手术室借给我们用一上午，我们都没有穿铅衣，张姐遭受多少射线照射，我们也遭受多少射线照射，话说手术团队的几个人都没有小孩呢，要是这手术以后持续不断地做下去，我们会持续不断地被射线照射，以后会不会男性不育？

那天的手术过程特别顺利，经皮肾穿刺及建立操作通道一气呵成，听着钬激光"噗噗噗"的碎石声，真有一见钟情的心动，亲爱的结石啊，如果我正好遇见你，没有翻山越岭，没有跋山涉水，只是刚巧遇见你。

一小时之后，张姐的肾盂结石全部取尽，放置双 J 管入输尿管做内支架及放置肾造瘘管体外引流，缝合皮肤伤口，手术终于结束了。

送张姐回手术室，张姐对我竖起了大拇指："好样的！"

手术成功几何倍数地鼓舞了我的士气，隔了两天，我又为来自成都飞机公司的一名 54 岁的肾盂结石男病人做了一次 PCNL 手术，经过一如张姐一般的顺利。

3. 背着"黑锅"行走在刀刃上

术后第七天，我为张姐拔出了肾造瘘管，拆线、换药，张姐出院了，我叮嘱张姐："你身体里还有一根管子没有拔呢，一个月之后来医院拔除双 J 管。"

提起双 J 管，是我铭心刻骨的痛，双 J 管俗称"猪尾巴管"，两头软，蜷曲如猪尾巴，蜷曲部分卡在肾盂及膀胱，避免脱落，大多数肾及输尿管手术，术后都需要放置双 J 管，以保证输尿管的畅通，防止输尿管粘连、梗阻，梗阻可造成肾盂积水及感染等诸多并发症。

2002 年，我做了一例输尿管良性肿瘤切除，病人是 73 岁的婆婆，出院时反复叮嘱婆婆记住一个月后来医院拔除双 J 管，但是她忘记了，八个月之后在其他医院做 B 超检查发现体内还有管子，一家人兴师动众地来找我打官司了，我让她出示出院证，出院证是实习生写的，白纸黑字的出院医嘱里没有拔除双 J 管一项，我自知理亏，赶紧在膀胱镜检查室为婆婆拔双 J 管，拔出的双 J 管因为放置太久，上面长了好多细小结石。

无论我怎样巧舌如簧，赔偿是肯定的了，赔偿金额不多，总共 1.8 万元，我承担其中的 30%，也就是 5400 元，从此我对实习生三令五申：术后一个月拔除双 J 管必须写在出院医嘱的第一条。现在没有这个顾虑了，都是数字化电子病历，绝对不会出错。

一个月后，张姐严格遵守术后医嘱，来医院拔除了双 J 管，顺带还给我捎上了一箱苹果，连道感谢。

张姐拔出双 J 管的第二天，我飞回母校，到武汉同济医院参加一个为期一周的后腹腔镜手术学习班。

回成都后，主任告诉我，张姐因为发烧来泌尿外科门诊看了两次，尿液分析提示尿路感染，口服抗生素效果欠佳，目前依然发烧，只是略有好转，已经做尿培养药物敏感试验。

再次见到张姐时，已经是拔除双 J 管后的第十天，我理所当然地认为是术后的正常并发症，根据尿培养的结果，选择头孢美唑静脉输液，发烧迅速得到了控制，接着行泌尿系彩超及泌尿系平片检查，右肾积水，与术前相比变化大，没有残余结石。

可惜好景不长，停止输液才一天，张姐再次出现发烧，我马上安排张姐入院。入院后采取联合用药，连续输液十天，不幸的是，停药后依然发烧不止。

我心里隐隐有不祥之兆，全科讨论后安排输尿管镜检，镜检很无情地提示：输尿管开口及输尿管下段狭窄。

一直和颜悦色的张姐生气了："你不是说你很有把握吗，怎么把我搞成现在这个样子？"

张姐的丈夫更是冷言冷语："一个医生最大的失败不是没有病人信任他，而是信任他的病人觉得自己当初瞎了眼。"

我真的有些无助，想哭，有些哭是假的，就像背景音乐；有些哭是真的，哭出来了，是一口积食。可是我还是哭不出来，张姐目前的糟糕处境，需要我冷静地处理。

这次我联系了介入科，在 CT 下定位，为张姐做第二次手术，肾穿刺造瘘，引出黄白色脓液约 100 毫升，倘若不及时穿刺造瘘，日益加重的梗阻兼感染会让右肾功能丢失。

直至今日，我由衷地感谢张姐及张姐的丈夫，除了偶尔地发发牢骚，没有对我进行人身攻击，让我能够保持清醒的头脑，继续将治疗进行下去。

穿刺造瘘一月后，决定为张姐做第三次手术，输尿管探查，情况比我想象的更加糟糕，输尿管下段长段狭窄，但没有预计的细小结石堆积，无奈只能做输尿管再植，术后我很坦诚而又忐忑，向张姐及张姐的丈夫承认我的经验不足，应该在张姐出现发烧不久当机立断地采取重新留置双 J 管、加强预防感染等措施，也许不至于造成如此严重的后果。

这次张姐及张姐的丈夫、女儿不依不饶了，第一次手术是起点，第三次手术就是转折点了，以前和睦的医患关系不复存在，我成了他们眼中的罪人。

在张姐住院的八个月里，我查阅了大量的临床资料，并向国内多名泌尿外科教授求教，肾结石行 PCNL 术的病人，术后出现输尿管狭窄的比例大概为 2%，与手术操作者无关，与病人本身的体质及身体的合并疾病有关。

我尝试向张姐解释，换来的却是反唇相讥："你不是说你很有信心吗？"

是啊，当初为什么要对张姐用那么肯定的口吻呢？换位思考，假如我是病人，我也不会接受反复三次手术的糟糕结果。

那段日子对我是一种煎熬，甚至一度害怕上班，站在手术台上也失去了以前的自信，每天查房时面对张姐幽怨的眼神，盼望白天赶快过去，也许只有夜晚一床温暖的棉被和一个好梦，才能够慰藉每天的不如意。

医患交流时，切忌使用肯定语气，诊疗过程充满了未知，学会合理运用模糊词汇是医生必须具备的能力。

这并不是一起医疗事故，为了早日息事宁人及恢复科室的正常秩序，张姐索赔成功，医院最终赔偿 20 万元。

我并不是个坚强的人，虽说日出东海落西山，愁也一天喜也一天；遇事不钻牛角尖，人也舒坦心也舒坦。但相当长的时间里我都没有舒坦过，我审视自己从事的职业，又没有赚多少钱，需要那么拼命吗？

医院有医疗事故鉴定委员会，委员会的专家在听完主管医生的陈述之后，投票决定该医生是否为这起"医疗事故"负责，专家来自医院的不同科室，颇有点"乔太守乱点鸳鸯谱"一般的黑色幽默，考虑到是我的第一例也是医院的第一例 PCNL 手术，而且绝对不是医疗事故，我以微弱多数胜出，没有要我个人进行赔偿。

院长亲切地拍打我的肩："别沮丧，人在河边走，难免不湿鞋，继续努力。"

泌尿外科的 PCNL 手术叫停了差不多一年，明察秋毫的院长很快为科室购买了更好的先进设备，重整旗鼓的 PCNL 手术在一帮年轻博士的鼓捣下高歌猛进，对可能出现的严重并发症做了更周全的预防，再没有出过一起医疗纠纷。

作为医院开展 PCNL 手术的先行者，我感觉很委屈、很悲壮，在一个已经拆了的酒吧，举办一场不存在的演出，唱一首从未被写出的歌，纪念一个快死心的人。

4. 肾结石这样治疗就对了

肾结石的诊断及治疗原则从此在我心中愈是根深蒂固。

肾结石是泌尿外科的常见疾病，差不多占了住院病人的 1/3，肾结石的临床表现多样，最常见的症状是腰痛和血尿，部分病人因为尿里排出了结石来就诊，为数不少的病人没有任何症状，只在体检时偶然发现。

40% ～ 50% 的病人有腰痛症状，发生的原因是结石造成肾盂梗阻，腰部酸胀、钝痛，结石移动造成肾盂输尿管连接部或输尿管急性梗阻，可发展为肾绞痛，肾绞痛是刀割一样的疼痛，常合并恶心、呕吐、血压下降、低热等症状，急诊外科经常见到此类病人，肾绞痛持续数分钟或数小时，对症治疗后获得缓解，部分病人可以自行缓解，缓解后毫无症状，肾绞痛也可呈间歇性发作，部分病人疼痛呈持续性，伴阵发性加重。

血尿常常在腰痛后发生，血尿产生的原因是结石移动或病人剧烈活动导致结石刺伤肾盂黏膜，约 80% 的病人出现血尿，但大多是镜下血尿，医生通常通过尿液分析结果来粗略判断是否为泌尿系结石。

肾结石病人来医院就诊，医生会根据病人的病史、症状、体征安排相应的检查，一般首先选择泌尿系 B 超及尿液分析。

泌尿系 B 超具有简便、快捷、经济、无创的优点，能够发现 2 毫米以上的肾结石，结石在 B 超上表现为肾脏集合系统的强回声光团伴声影，伴或不伴肾盂肾盏扩张（肾积水）。B 超检查的不足之处是对输尿管结石的诊断存在盲区，对肾功能的判断不够精确，对肾脏是钙化灶或是结石的诊断存在一定困难。

特别需要提醒的是，B 超检查需要病人膀胱处于充盈状态，也就是涨尿，方便肾、输尿管、膀胱的成像，在医生出具检查单之后，先涨尿做 B 超检查，再去做尿液分析，可以节省看病时间及提高看病效率。

门诊偶尔会遇到蛮不讲理的病人，年轻男性，右侧腰痛，体检肾区及输尿管上段走行区叩痛，高度怀疑肾结石，他说话结巴，我建议他做泌尿系彩超及尿液分析，他说：你开……开……开，以为他叫我速开检查单，刚打印出检查单，他的后半截话出来了："开什么玩笑，又想过度医疗啊？"我只有让他先作尿液分析，提示血尿，非做彩超不可，叮嘱他涨尿，他一下就火了："我才把尿排了，你又喊我涨起，医德有问题。"我没有多做申辩，用我的目光如炬迫使他羞愧不已，门诊下班了他的彩超结果还没有回来，我固执地等了他半个多小时，他拿着确诊为肾结石的报告单，对着我鞠躬："医生，对不起。"

有位右侧腰痛合并右上腹部疼痛的中年男性病人，工人，估计平时大大咧咧惯了，看病也粗话连篇。我出具了彩超检查的单子，因为肾结石的放射痛也可能延伸到腹部，为了与结石性胆囊炎等胆道疾病相鉴别，在泌尿系检查的同时也扫描一下肝胆胰脾。他突然冒了句耳熟能详的川骂："锤子（男性生殖器的意思）。"而后觉得不妥，怯怯地问："两个系统的彩超合到一起做得多少钱啊？"我把眼光投向别处，悠悠回答："两个锤子。"

两项最基本的检查能多了解是否存在结石，结石的位置、数量、大小、形态，是否合并肾盂积水，是否合并尿路感染，医生根据每一个病人的具体情况选择最适合的方式，或观察等待，或体外冲击波碎石，或住院行手术治疗。

通常认为直径小于 0.3 厘米，无积水、无泌尿系梗阻、无症状的肾结石在临床上叫作"无意义结石"，患者不一定要取石，6～12 个月查一次 B 超或 X 光，观察一两年，若无变化即不会对生活造成影响，多喝水、多运动，帮助结石自然排泄出来，这是最好的方式。

体外冲击波碎石（ESWL）起始于 20 世纪 80 年代，为肾结石的治疗带来了革命性的变化，其原理是将液电、压电、超声、电磁波等能量，汇聚到一个焦点上，打击结石，实现不开刀治疗肾结石的目的，曾经 ESWL 几乎用于全部肾结石，包括巨大的鹿角形肾结石，逐渐发现了 ESWL 的各种并发症，譬如肾被膜下血肿、肾破裂、肾萎缩、碎下的石头在输尿管内形成一个长长的石街、肾积脓等。20 多年来，随着临床经验积累及碎石机技术的发展，第三代碎石机实现了多功能化，具备 X 射线及 B 超双重定位方式，更安全、更灵巧、创伤极小、门诊便可进行，随做随走，同时对 ESWL 的适应证要求得更严格。

对直径 0.7～2.0 厘米的各种成分的肾结石，并且不合并肾积水和感染者，ESWL 可以作为首选治疗，对直径＞2.0 厘米的结石，ESWL 虽然也可以成功碎石，但存在治疗次数多、排石周期长、容易发生并发症等缺点，不作为首选治疗。

PCNL 已经成为一种非常成熟的手术方式，各种肾结石都可经 PCNL 治疗，尤其是对于直径＞2.0 厘米的肾结石，PCNL 是首选治疗措施。

不同医院设备及技术力量的差异直接决定了治疗效果，难怪病人会一窝蜂地涌向大城市的三甲医院，这种状况，目前无法改变。

5. 别指望在歧途中找到真理

2007 年 6 月，我写了一篇 QQ 日志。

昨天新收的病人，男，34 岁，今天却出院了。

病人很憔悴，双侧输尿管结石并肾功能衰竭，在老家的崇州市人民医院做了一侧的取石手术，岌岌可危的肾功能更是每况愈下，怀揣一丝希望来到我们医院，在 8 楼走廊的加床边，我摇头："没有办法，除非肾移植。"

家徒四壁的贫寒，注定了肾移植是一种奢望，一旁的妻子牙关紧咬，双肩抽搐，终究没有忍住汹涌的泪。

病人面无表情，无休止的病痛让他心暮成雪了吧，他只是反复地做着同一个动作，轻抚妻的发鬓，间或滑入颈间……

这种场景见多了，医生难免会铁石心肠起来。

唏嘘了几分钟，心无旁骛地去手术室，手术完了，邀约一群人去餐厅吃饭，末了推开狼藉的盘子，拈一根牙签，剔牙缝里的碎肉。

下班后躺床上，记忆在耳边絮絮叨叨，我突然有些心痛，起身，记录今天的事。

他和他的妻走了，空气中依然弥留着他们的气息。

这是一个追悔莫及的故事。

2004 年，我见过这个病人，他是出租车司机，拿着一大沓 B 超、泌尿系平片结果来找我看病。

每间隔 3 个月到半年的检查结果大同小异，双侧输尿管结石伴肾盂积水，随着时间的增加，积水也不断地增加，虽然进展缓慢。

我不厌其烦地叮嘱他："赶快住院手术，把石头取了，双侧输尿管结石会毁坏你的肾功能。"

他掀开他的衣服，肚子上的六块腹肌清晰可见："我身体这么棒，没事。"

他拒绝住院的最重要原因，是妻子没有工作，一家三口的生活开支需要他昼夜不分地工作，住院，不但花上一大笔钱，还会影响到他的收入。

他迷信各种报纸的偏方，服用了大量廉价的排石中药，在出现了两次剧烈的腰痛之后，症状再也没有出现过了，而再次出现症状，已经全身浮肿、贫血，时不时幻听、抽搐，他甚至没有意识到这是双侧输尿管结石导致的慢性肾功能衰竭（尿毒症），以为是其他疾病。

出院之后的他重新回到崇州市人民医院，开始每周一次的血液透析，两个月之后，我在崇州市人民医院的同行告诉我，他因多器官衰竭去世。

在许多人心目中，泌尿系结石并不是一个非常严重的疾病，拖延一下没有关系，但是，当结石危及肾功能，尤其是双侧泌尿系结石时，后果不堪设想。

90% 以上输尿管结石是继发性结石，即结石在肾内形成后降入输尿管，解剖学上输尿管的三个狭窄部将其分为上、中、下三段。第一个狭窄位于肾盂输尿管交界处；第二个狭窄位于输尿管与髂血管的交叉处；第三个狭窄位于输尿管的膀胱壁内段。此三处狭窄部常为结石停留的部位，在肾盂及肾盂输尿管连接部起搏细胞的影响下，输尿管有规律地蠕动，推动尿液注入膀胱，在结石下端无梗阻的情况下，直径 ≤ 0.4 厘米的结石约有 90% 可自行降至膀胱随尿液排出，其他情况多需要医疗干预。

输尿管结石的临床表现与肾结石大同小异，主要症状依然是腰痛、血尿，完整的输尿管结石诊断包括三个要素：结石自身的诊断，即结石部位、体积、数目、形态、成分等；结石并发症的诊断，即感染、梗阻的程度、肾功能损害等；结石病因的评价。

B 超、泌尿系平片、静脉肾盂造影、逆行肾盂造影、CT 扫描等影像学检查是确诊输尿管结石的主要方法。

治疗输尿管结石的主要方法有保守治疗（药物治疗和溶石治疗），体外冲击波碎石 (ESWL)、输尿管镜（URSL）、经皮肾镜碎石术（PCNL）、开放及腹腔镜手术。

保守治疗的适应证：

（1）结石直径 ≤ 0.6 厘米；（2）结石以下无尿路梗阻；（3）结石表面光滑；（4）结石未引起尿路完全梗阻；（5）经皮肾镜、输尿管镜碎石及 ESWL 术后的辅助治疗。

保守治疗的方法：

（1）每日饮水 3000 毫升以上，保持昼夜均衡，这一点很多人难以做到，这意味着半夜也得定闹钟起床喝水，但却是非常有效的方法；

（2）双氯芬酸钠栓剂肛塞，双氯芬酸钠能够减轻输尿管水肿、减少疼痛发生风险、促进结石排出；

（3）口服 α–受体阻断剂（坦索罗辛），如服用哈乐可使输尿管平滑肌松弛，帮助结石排出。

ESWL 可使大多数输尿管结石行原位碎石获得满意疗效，但由于输尿管结石在官腔里往往处于相对嵌顿的状态，周围缺少一个有利于结石粉碎的自然环境，与同等大小的肾结石相比，粉碎的难度更大，所以有些医生喜欢将结石推入肾盂后，让输尿管结石变成肾结石后再行 ESWL，ESWL 的次数最好控制在 3 次以内，通过 ESWL 对肾损伤及输尿管损伤后修复时间研究，ESWL 的间隔时间必须在 7 天以上。

门诊有许多外院 ESWL 后效果欠佳的病例，碎石次数高于 5 次、间隔时间很短、连续几天碎石的不胜枚举，这多是结石病专科医院昧着良心干的坏事，增加了下一步治疗的难度。

直径 ≤ 1 厘米的上段输尿管结石首选 ESWL；直径 ＞ 1 厘米的上段输尿管结石可选择 ESWL、输尿管镜碎石术（URSL）和经皮肾镜碎石术（PCNL）；中、下段的输尿管结石可选用 ESWL 和 URSL。

自 20 世纪 80 年代输尿管镜应用于临床以来，输尿管结石的治疗发生了根本性的变化，新型小口径硬性、半硬性、软性输尿管的更新换代配合超声碎石、液电碎石、气压弹道碎石、激光碎石，极大地提高了输尿管结石微创治疗的成功率。

科室年轻的博士小李有一天突发腰痛，痛得死去活来，尿液分析见大量红细胞，泌尿系 B 超提示中上段输尿管扩张，没有发现输尿管结石影征，综合考虑为输尿管结石，估计结石较小，所以没有发现，大家都建议小李行保守治疗，小李强烈要求急诊行输尿管镜并放置双 J 管，术中果然见到细小结石两枚，原以为他会休假一个星期，这小子，第二天坚持上班，一周后拔出双 J 管，即告痊愈。

痊愈后的小李很骄傲："解除疼痛最有效的手段就是排出结石，保持输尿管畅通无阻，都严格按照指南办事，我的疼痛还会持续更长时间。"

小李身为泌尿外科医生，自然熟谙泌尿系结石的各种治疗方式，但对于素昧平生的普通病人，动辄采用输尿管镜，会不会被扣上过度医疗的帽子？

双侧泌尿系结石占泌尿系结石病人的 15%，在治疗上，这部分病人应该选用更积极的治疗办法，避免肾功能恶化、出现出租车司机一样的悲剧。

自发排出的结石、手术取石和体外碎石排出的结石应该进行结石成分分析，以明确结石的性质，为溶石治疗及预防结石复发提供重要依据。国内多数医院做得并不好，结石病人即使有了分析结果，医生也未能向病人提供靠谱的预防建议。

市场上所有的肾石通颗粒及排石冲剂都没有确切的治疗作用，在泌尿系结石成分都不明确的情况下服用，充其量算是一种安慰剂，还不如大量饮水。我并不排斥中医，两者的区别是，当中医告诉病人应该去看西医时，病人想：我真的是病了吧。当西医告诉病人应该去看中医时，病人想：我快要死了吧。

提供几条泌尿系结石的预防措施：

增加液体摄入，就是水，水是最靠谱也是最有效的"药物"，尤其是泌尿系结石病人，每天水的摄入量保持在 4000 毫升，尿量保持在 2000 毫升以上，能降低尿路结石成分的过饱和状态，强烈推荐泌尿系结石病人购买数字笔式尿比重测量仪，在家里自行测量尿比重，使尿比重低于 1.010，达到并维持可靠的尿液稀释度。

饮食营养讲究综合平衡，避免其中一种营养成分的过度摄入，含钙结石占了泌尿系结石病人的80%，有"专家"鼓吹低钙饮食，这种观念必须纠正，低钙饮食降低了尿钙的排泄，但负钙平衡会导致骨质疏松，得不偿失。

增加水果及蔬菜摄入。

增加粗粮及纤维素摄入。

超重是尿路结石形成里至关重要的因素之一，维持适度的体重对于泌尿系结石病人是一种必要措施，简而言之，减肥。

多运动，慢跑、打羽毛球是简单易行的运动方式，能够促进结石的排出。

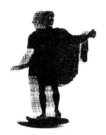

第九章

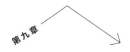

藏在身体里
倒立的"栗子"

1. 不要爽了上面却痛了下面

当医生有个好处，可以结交三教九流的朋友，应酬机会也多，只要你愿意接招，吃遍天下山珍海味。

第一次见中国产科"男神"段涛院长，是在上海，他问我：下下，你想吃什么，日本料理、火锅还是土菜？

我不假思索地回答：土菜。

一日三餐，是必备程序，为身体补充必需的蛋白质、氨基酸、水和电解质，还不能偏食，不然会导致疾病的发生。而患有不同疾病的人，饮食就应更为讲究。譬如高血压，要控制钠的摄入，不能吃得太咸；譬如弱精症，要多吃海带、海鲜、鱼类、动物的肝脏、豆制品，可以让精液的质量好一些。

我是轻度高血压病人，吃得比较清淡。

段涛院长带我去吃饭的那家土菜馆人气爆棚，幸好提前预订了座位，不然就得流着哈喇子耐心地在门外等位置。有一道菜叫肉皮，清淡，入口的感觉极好，我喜欢。

有缘千里来相会，无缘对面撸撸睡。我与段涛院长神交已久，不枉吃饭，不枉此酒，不枉此刻，不枉此行。

成都市是联合国教科文组织命名的亚洲美食之都之一，吃的东西更多了。

大抵是性格原因，朋友们都喜欢约我吃饭，我时常口吐莲花的下氏语录是饭桌上的另外一道美味佳肴，所以成都市几乎所有的豪华餐厅，我都有光顾。不过这些豪华餐厅，对我来说差异不大，没有认真咀嚼过，因为大部分的时间，都在拼酒。

我的高血压，与胡吃海喝脱不了关系。

还有一点最要命，我吃不了日本菜，去过两次，味同嚼蜡。说起来我请女友吃饭的方法也没有什么特别，但第一次绝对得约到一个格调很高的餐厅，不求最好，只求最贵。大家熟悉了，则是绵绵无绝期的路边摊和大排档，我真是觉得比那些豪华餐厅看似精致的菜品要好吃。

偶尔有朋友讪笑：山猪儿吃不来细糠。

最近两年我学会拒绝了，选择性地参加饭局，尤其是应酬饭。人的年龄逐渐变老，自己的每一分、每一秒都是新鲜的、独一无二的时间，浪费在口是心非、语焉不详、人格分裂的人身上，很傻。

酒肉朋友易找，患难知己难觅。

实在推托不了的饭局，而饭局上又有太多陌生人，怎么办？

装性格内向，于是沉默是金，好吃你就多吃点，不好吃多少也要吃点。

吃饭真的要看对象，我有几个结拜兄弟，经常半夜发招吃夜宵，不去也得去，虽然我在心里反复问候他们的祖宗十八代，但坐下了，酒斟上了，也就心安了。知心话在半夜集体爆发，他们构成了我幸福生活的一部分，给予我安全感，让我有一颗平静的心，一个平和的心态，一种平淡的活法，滋养出另类的从容和恬淡。

与食欲特别好的人一起吃饭也是一桩人间快事，因为追求美食的人，一般不是坏人。他们有空就画美食地图，没有时间去害人。

当然，作为资深直男，我最喜欢与颜值和智慧成正比的美女吃饭，秀色可餐，即使天天都叫外卖。

我最重要的身份是医生，但凡生病的人，大多食欲不好。我有一个心愿：竭尽全力，让所有孱弱、卑微的生命，变成一枚枚吃货，开怀地笑，放声地哭，然后美好与他们不离不弃，疾病与他们渐行渐远。

这是我的美好愿望，在泌尿外科的诸多疾病中，前列腺炎是男人心中挥之不去的痛，因为必须戒酒、戒辛辣食品。

四川人喜欢吃火锅，隔几天不吃就馋得心慌，火锅油腻、辛辣，是前列腺炎病人的禁忌。而在各类大小不一的饭局中，总有认识或不认识的男人认真地问我：卞老师，我的前列腺最近好像有点问题，饮食方面有啥讲究？

饮食方面当然有讲究，所谓炎症的定义，具有血管系统的活体组织对损伤因子所发生的防御反应。具体临床表现用四个字来形容：红肿热痛。

说得再通俗易懂一点，炎症就是组织、器官充血。

2. 遗忘自己身体导致的恶果

前列腺炎与其他炎症一样，以前列腺充血为主，伴随其他症状，譬如尿频尿急尿痛，腹股沟区、会阴部、阴囊区域疼痛，尿道外口少许分泌物。

但凡是加重前列腺充血的食物最好不要吃：

（1）首先就是酒类，因为酒精会导致全身组织、器官充血，前列腺自然会受到影响，所以患有前列腺炎的病人，戒酒是必然的；

（2）导致全身组织、器官充血的辛辣食品，在我生活的成都，麻辣味极重的火锅和部分川菜应该少吃。

对前列腺炎病人来说，这是两条基本禁忌。

是不是绝对不能吃呢？也不是。症状轻微的前列腺炎病人，偶尔小酌一点啤酒也未尝不可，偶尔大快朵颐一次微辣火锅也在情理之中。前列腺炎的症状及发病过程与心理因素息息相关，不能愉快地享受美食，反而可能导致病人的焦虑，加重前列腺炎的病情。

至于其他的食物、饮料，放心吃吧。

其实，我们更应该讨论哪些食物对前列腺炎的治疗有好处。

（1）基础研究表明，慢性前列腺炎病人中，铜锌超氧化物歧化酶含量明显减少，从而提示氧自由基在本病发病中的重要作用，维生素 C 和番茄红素有良好的补充铜锌超氧化物歧化酶的作用，所以病人可以多食用各种蔬菜，尤其是番茄；

（2）慢性前列腺炎迁延不愈的原因，部分在于前列腺腺体细胞中锌的丢失，提高体内锌的水平可以增强抗炎细胞的吞噬功能。

锌也可以间接提高男性性功能，在维持精子质量方面更是具有不可或缺的作用，被称为婚姻和谐素。

那么，哪些食物富含锌呢？

瘦肉、猪肝、鱼类、海鲜等，其中含锌量最高的食物是牡蛎。

植物性食品的含锌量与动物性食品不可同日而语，要少得多，但含锌高的植物性食品依然值得推荐，譬如豆制品、花生、萝卜、大白菜。

但凡男人，个个关心前列腺的护理。

前列腺究竟是什么呢？

前列腺是男性特有的性腺器官，前列腺状如栗子，底朝上，与膀胱相贴，尖朝下，前面是耻骨联合，后面靠直肠，前列腺腺体的中间有尿道穿过，那段尿道称为前列腺部，是后尿道的一部分，所以，前列腺有病，排尿首先受到影响。前列腺是不成对的实质性器官，由腺组织和肌组织构成。前列腺上端横径约 4 厘米，垂直径约 3 厘米，前后径约 2 厘米。表面包有筋膜鞘，称为前列腺包膜。

前列腺的功能有哪些？

（1）前列腺是人体非常少有的、具有内外双重分泌功能的性分泌腺。作为外分泌腺，前列腺每天分泌约 2 毫升前列腺液，构成精液的主要成分，每次射精，占精液成分的 1/5 ～ 1/3；作为内分泌腺，前列腺分泌的激素称为"前列腺素"。另外含有的蛋白分解酶和纤维蛋白分解酶非常重要，可以提高精子活力，帮助精液液化，让精子跑得更快、体态更优美，促进受精卵产生。

（2）前列腺位于膀胱前方，前列腺液含有高浓度的微量元素锌，有抵御细菌的作用，防止泌尿系感染。

（3）前列腺内布满大量神经末梢，是性敏感区，有一种性高潮叫作前列腺高潮。

为什么女人没有前列腺？

越来越多的研究表明：女性前列腺是类似于男性前列腺组织结构的尿道周围腺体，譬如尿道旁腺。九成妇女有这种组织，不少性学专家发现与女性性高潮存在关系，罕见的潮吹估计为女性前列腺分泌，所以深入研究女性前列腺非常有意义。

3. 真正的治疗就是从灵魂深处搭救

前列腺炎是泌尿外科门诊最常见的疾病，大概门诊病人的 1/4 因为前列腺炎来医院就诊，目前对慢性前列腺炎的发病机制、病理生理学都不完全了解，所以多数泌尿外科医生对前列腺炎深恶痛绝，治疗上也经历过不少坎坷。

在老家开煤矿的韩奇是我的拜把子兄弟，是我的小学、初中同班同学，仗着块头大，经常欺负我，读书时成绩不好，连高中都没有考上，却独具商业眼光，待我大学毕业时，他已经富甲一方。

每次我从成都回老家过年，他会带着我参加各种不同主题、不同人物的聚会，耳边也充斥着各种关于品牌的讨论，譬如路易威登的挎包、玛莎拉蒂的跑车，还有我闻所未闻的一些品牌的名字。

有钱人确实潇洒，花钱如流水、挥金如土。但是天天辗转于酒池肉林，身体是遭不住的，香港回归祖国的那年夏天，我接到他的电话："兄弟，救救我。"

我是止不住的幸灾乐祸："你怎么了？"

电话那头是可怜巴巴的声音："犯前列腺炎了，在重庆几个医院折腾了三个月，能用的药都用了，一点效果没有，我来成都治疗吧，你不把老子治好，我不回去了。"

我颔首称是：“来吧，没问题。”

他处理好在老家的一切事务，两天后来了成都，看着他一同带来的厚厚一沓检验单，我有些头大。

重庆数家三甲医院的诊断都一样：慢性细菌性前列腺炎。前列腺液细菌培养加药物敏感试验提示大肠埃系菌，且对大多数药品耐药。症状严重，尿道口少许分泌物，尿频尿急，会阴部、腰部胀痛，性功能每况愈下。

抗生素治疗是最流行的方法，由于不能很好地穿越前列腺包膜进入前列腺腺体组织，治疗效果不理想，所以抗生素的选择必须遵循四大原则：

（1）药物对细菌有较高的敏感性；

（2）确定应用的药物应以高脂溶性、高渗透能力、与血浆蛋白结合率低、离解度高为标准；

（3）两种以上并有增效作用的药物联合使用；

（4）为使药物在前列腺间质中达到有效浓度及防止尿道感染的发生，提倡超大剂量和超时限 (4 ～ 12 周) 的用药法。

我选择两种符合上述标准的抗生素嘱咐韩奇口服，再试一试，他的脑袋摇得像拨浪鼓：“不吃，胃都吃坏了。”

把我逼上绝路了，我说：“那就前列腺药物注射吧。”

大学毕业不久我就开始了前列腺腺体内药物注射治疗前列腺炎，当时在 B 超下定位，操作起来很烦琐，做了几次就偃旗息鼓，因为那时科室没有 B 超机，做一次相当于多科协作，得到医务处报批、备案。做了几年的前列腺穿刺活检及前列腺切除手术后，对解剖烂熟于心，我有足够信心不需要 B 超定位，用手指插入肛门内定位前列腺，准确地把抗生素注射进腺体内。

我选择的抗生素是瑞士产头孢曲松钠，对韩奇感染的大肠埃系菌敏感。

一切准备就绪，韩奇截石位躺在门诊手术床上，哀求我："兄弟，轻点。"

我冷笑："你未必不知道我是记仇的人吗？"

对好朋友的各种治疗及手术，我有个最受他们鄙夷的缺点，即极尽调戏之能事，譬如做包皮环切手术，起初用棉签蘸碘附一圈一圈认真地消毒，然后突然冷不丁地用力捅他们的阴茎，他们立即哇哇大叫，乐死我了。

这次我换了一种调戏方法，用棉签在韩奇的会阴部轻轻地来回转动着消毒，好痒，痒得他哈哈大笑，笑得几乎都要蹦下床了，我马上义正词严："给老子规矩点，别影响操作。"

前列腺药物注射在局麻下进行，5号腰穿针轻松地穿破前列腺包膜，开始注射药物了，韩奇突然用手紧紧捏住阴茎："哎哟，尿要出来了。"

突然的尿意急迫感是注射成功的标志之一，我呵斥韩奇："尿不出来的，你放心好了。"

注射完毕，韩奇穿起裤子就往厕所跑，回来一脸尴尬地说："才屙了一试管那么多。"

前列腺药物注射之后，最开初那2～3天没有效果，3天后效果开始显现，症状明显减轻，觉得人舒服多了，只是偶有血尿。

每周一次，连续为韩奇做了八次前列腺药物注射，他奇迹般地痊愈了。

我突然对前列腺药物注射治疗慢性细菌性前列腺炎充满了兴趣，查阅了大量相关文献，发现用这种方法的医院并不多，于是开始在门诊正式开展了此项技术，但100例的总结，结果让我沮丧。

治疗方法的主要优点是药物直接注入前列腺，很容易扩散并达到有效的抗菌浓度，不但可以杀灭注药部位的细菌，还可以杀灭前列腺周围组织的细菌，药物部分被吸收入血可以协同消除尿道及其他部位的感染，对难治性、顽固性慢性前列腺炎是一种有价值的治疗方法。但它的缺点也让人受不了：

（1）穿刺可造成周围组织损伤并引起血尿；

（2）穿刺造成比较严重的疼痛不适，如反复进行，很难被患者接受；

（3）经皮肤或经直肠的穿刺，可将细菌带入，造成前列腺的重复感染；

（4）反复多次的穿刺可造成前列腺纤维组织增生、前列腺硬化，肛门指检时前列腺内可扪及硬结，或扪及一质地坚硬的前列腺，纤维组织增生会造成病灶被分离包绕，抗生素更难透入，且会使前列腺液的排出困难；

（5）大约30%的病人完全没有效果。

2002年，我基本摒弃了前列腺药物注射治疗慢性细菌性前列腺炎，遇到个别特别顽固的慢性细菌性前列腺炎，姑且死马当成活马医，再小试牛刀，至于效果，实话实说：听天由命。

4. 前列腺炎可以通过按摩来缓解

1995 年，美国国立卫生研究院（NIH）根据对前列腺炎的基础及临床研究情况，制定了一种新的分类方法，纠正了数十年来存在于泌尿外科医生心中的误区，大部分慢性前列腺炎与细菌感染无关。2006 年，中华医学会泌尿外科分会反复研讨，完成了《前列腺炎诊断治疗指南》，再经 2009 年、2011 年及 2013 年三次修订，试图使混乱的前列腺炎诊断及治疗规范起来，但复杂的病因及广泛争议的治疗方法依然让泌尿外科医生对前列腺炎望而生畏。

前列腺炎分为以下五种：

Ⅰ型：急性细菌性前列腺炎。

Ⅱ型：慢性细菌性前列腺炎。

Ⅲ A 型：慢性非细菌性前列腺炎中的炎症型慢性盆腔疼痛综合征。

Ⅲ B 型：慢性非细菌性前列腺炎中的非炎症型慢性盆腔疼痛综合征。

Ⅳ型：无症状性的前列腺炎。

一项有意思的研究表明，经久不愈的慢性前列腺炎病人中有一半以上存在明显的精神、心理因素，如焦虑、压抑、癔症，甚至自杀倾向，这些精神、心理因素会产生叠加效应，引起自主神经功能紊乱，造成后尿道神经肌肉功能失调，导致骨盆区域疼痛及排尿功能失调，或引起下丘脑—垂体—性腺轴功能变化进而影响性功能，进一步加重症状，消除精神紧张可使症状缓解或痊愈。但目前还不清楚精神、心理改变是前列腺炎的直接原因，还是继发表现。

看过德国一个医学研究小组的资料。患有慢性前列腺炎的病人，经由心理医生治疗，治愈率更高。

这不，麻烦就来了。

每周星期三上午，是我的门诊。

有个刀疤脸的患者记住了星期三，他会在每月的第三个星期三挂我的号，不是看病而是看我，已经两年了，风雨无阻。

后来我才知道，刀疤脸在江湖的名声很大，经营一家颇具规模的皮鞋厂及数家高档餐厅，常年行走于白道与黑道之间，左脸颊有一道长约 10 厘米的刀疤，而鼻子向右侧偏曲，所谓邪正看眼鼻、真假看嘴唇，就面相而言，他不属善类。

第一次与刀疤脸打交道是 2012 年的秋天，他手拿一大沓化验单来找我看病，刚坐下就大声嚷嚷：复查前列腺液。

前列腺液常规检查是诊断慢性前列腺炎的最常用方法。直肠指检在前列腺部位按摩以获取前列腺液，通过血细胞计数法镜检，正常的前列腺液中白细胞小于 10 个 /HP，卵凝脂小体均匀分布于整个视野。当白细胞大于 10 个 /HP，卵凝脂小体明显减少具有诊断意义。直肠指检是一种必要手段，也有一种俗称：前列腺按摩（prostatic massage）。

在慢性前列腺炎的诊断和治疗中，前列腺按摩是经常使用的手段。

前列腺液细菌培养和药物敏感试验可以帮助确定前列腺炎的类型，为治疗提供重要参考。

前列腺按摩的广泛流行，开始于 20 世纪的四五十年代，当时的主流观点认为，前列腺炎是细菌感染造成的，细菌和代谢产物、前列腺组织的炎性反应也会产生一些渗出物，堵塞了前列腺管和腺泡，而前列腺按摩可以起到引流作用，疏通堵塞，改善症状。

前列腺按摩的好处：

（1）所谓旧的不去新的不来，促进前列腺的新陈代谢；

（2）定期的前列腺按摩有助于提高精子质量；

（3）前列腺按摩可以有限提高男性性功能；

（4）前列腺按摩可以预防前列腺炎、前列腺癌的发生。

对大多数男性来说，前列腺按摩是糟糕的体验，主要是疼痛。

那么，怎么提取前列腺液呢？说得通俗易懂一点，就是"爆菊"。

但是，并非每一个病人都能顺利按摩出前列腺液，注意事项和医生的手法技巧如下。

（1）成年男性，前列腺每天平均分泌前列腺液 2 毫升，如果病人前一天晚上刚好有一次性生活，前列腺液是精液的一部分，排泄出去了大部分，第二天要按摩出前列腺液可能是一项艰巨的任务，所以要求病人按摩前列腺时至少禁欲两天。

（2）从肛门到前列腺的距离是 5 ～ 7 厘米，因人而异，有时病人的前列腺的位置很深，医生的手指只能接触到前列腺的下半部分甚至前列腺边缘，这种情况就不要瞎折腾了，按摩不出来。

（3）病人采用的体位，膝胸卧位或者屁股面对医生的半蹲位。

（4）按摩方法，医生戴涂抹了液状石蜡的指套或者手套慢慢插入肛门，先对前列腺进行指检，了解前列腺的大小、质地、包膜是否光滑、中央沟是否变浅或消失。

按摩不是一味追求慢条斯理，要有一定的速度，食指远端关节持续发力，左三下右三下中间再来三下，哇，乳白色的前列腺液就从尿道流出来了，滴在玻片上就可送检。

5. 男人阴囊潮湿的解决办法

门诊总有一些啼笑皆非的事，有一次为病人取前列腺液，手指刚插进肛门，他的手机响了，来电铃声居然是《江南 STYLE》，害得我为他的"爆菊"变成了鸟叔韩式马步舞，节奏、手指情不自禁地在肛门里快速颤动，前列腺液出来了，病人痛并快乐着，明褒暗贬：老师的手法太嗨了。怎么能不嗨呢？幸好你的来电铃声不是《最炫民族风》，不然我的手法更会九曲回肠。

目前在各大城市，有一种男性保养方式，叫作前列腺保养，号称可以延年益寿、永葆青春活力，本质上就是前列腺按摩，千万不要被忽悠了。

有时我会琢磨，市面上流行的前列腺按摩器，自动加温，静音双马达，变频震动，无线遥控，360 度旋转式，真是高科技的荟萃，如果引入医院帮助医生进行前列腺按摩，那我们的工作是不是可以轻松一些？

我仔细询问了刀疤脸的病史及症状，阴囊潮湿、尿频，偶尔有双侧腹股沟区胀痛，那一大沓化验单来自各个不同的医院，以电视上打广告的男科医院居多，结果提示：慢性前列腺炎。服用了大半年抗生素及各种射频治疗、前列腺药物灌注、禁欲，症状时好时坏。

我在电脑上敲击出肛门指检的收费编码，嘱咐他去交费，按照成都市物价局统一制定的三甲医院收费标准，20 元。

刀疤脸火冒三丈："老子在其他医院做肛检从来不收费的，你敢收老子的钱？"

我毫不示弱："不交钱就不给你检查。"

刀疤脸握紧拳头，恶狠狠地瞪着我："小心点，老子道上有人。"

我反唇相讥："老子道上有的是人。"

刀疤脸总算乖乖地交钱了，按部就班地检查，15 分钟后结果出来了，前列腺液常规确实提示前列腺炎，归类为 Ⅲ B 型，慢性非细菌性前列腺炎中的非炎症型慢性盆腔疼痛综合征，但远没有男科医院检验单描述的那么严重。

我轻言细语地开导他：你被那些见钱眼开的男科医院欺骗了，我与你一样，照样阴囊潮湿，你以前的这沓化验单对我没有任何意义，你的病很轻，照我说的做，症状会慢慢减轻，然后消失。

突然我的眼前一道白光，一柄匕首嗖的一下插在了我的诊断桌上，耳边涌来无数个川骂：你当锤子医生啊，我都病得死去活来了，你敢说我没病？

刀疤脸 37 岁，30 多岁的男人是最让人厌烦的，少年的心气散尽，老年的修为还没炼成，看个病都杀气腾腾。

作为一名医生，语言的沟通技巧至关重要，我喋喋不休了 15 分钟，他的面部表情开始转怒为喜。

大多数男性都有不同程度的阴囊潮湿，关于阴囊潮湿，部分男科医院总是忽悠成前列腺炎，其实阴囊潮湿不是病，出汗是一种自我调节机制，帮助阴囊找到最适合它的温度，必须低于腹腔温度 2 ~ 3℃，睾丸才具有良好的生精功能。

阴囊潮湿的解决方案：

（1）选择一条理想的内裤。

男士内裤的材质，主要分为几大类型。

纯棉：纯棉面料柔软，吸湿性强。但弹性一般、排湿性差，就是不容易干，"汗子"们穿着需要考虑，以免容易造成湿疹。所以一般所谓的纯棉内裤里会加10%左右的氨纶，也就是弹性纤维，使内裤在穿着过程中更为贴身舒适。

锦纶：锦纶又叫尼龙，具有快干、耐磨、高弹的特性，轻巧柔软、不易变形，且也具备较好的吸湿性能，所以更多地被用于内裤的制作当中。但锦纶内裤切忌用40℃以上的热水清洗，会容易丧失弹性。

莫代尔：莫代尔是一种再生纤维，较之其他面料更为柔软，强力和韧性也更好，具有明显高于纯棉类产品的吸湿排汗能力。缺点是过于柔软与轻薄，对肌肉的承托力较差，且穿多容易显旧。有些内裤选择由棉与莫代尔混纺的材质，体感舒适很多。

竹纤维：竹纤维面料是纯天然面料，原料提取自天然生长的竹子。它除了纤维细度、干强指标、吸湿排汗能力高于普通棉质面料外，还具有天然抗菌、抑菌、除螨、防臭和抗紫外线功能，也是一个不错的选择。

Coolmax：Coolmax是一种速干面料，可迅速将汗水和湿气导离皮肤表面，时刻保持干爽舒适。由于其纤维中空的特性，具备冬暖夏凉的特点，是一些世界名牌运动内衣首选面料。

纸内裤：一次性纸内裤更多地用于旅行，但纸内裤缺乏弹性，吸汗之后黏在身上更加难受。所以如果出去旅行，其实可以带几条速干面料的内裤，轻便小巧，换洗也更加方便。

（2）每天洗澡 1 ~ 2 次。

（3）涂抹婴儿爽身粉，每天两次。

（4）避免久坐。

（5）行走时，手揣裤兜里，趁人不注意时，冷不丁为丁丁翻一个身，于是包裹在内裤里的风景，便拂来凉风习习。

（6）用妇女卫生巾柔软兼暖和，还有似有若无的清香味，再潮湿的阴囊在卫生巾面前也甘拜下风，谁用谁知道，用了都说好，但似乎会被人笑话男人娘炮。

"用妇女卫生巾，你真想得出来？"刀疤脸被我逗笑了。

"慢性前列腺炎又怎么治疗呢？"刀疤脸继续问。

我言简意赅地继续阐述：

（1）心理疏导是重中之重，学会自我心理暗示：我没病。慢性前列腺炎是一个很奇怪的病，你越去努力体会症状越有症状，因为精神、心理因素会产生叠加效应，引起自主神经功能紊乱，类似于神经官能症。倘若你对症状熟视无睹，症状反而会逐渐减轻。

（2）分散注意力，平时玩玩游戏，当病人专注于牌桌上的输赢及是否俘获美女芳心时，症状会不翼而飞。蓦然回首：爸爸去哪儿了？非也非也，是症状去哪儿了？

（3）并非每一个慢性前列腺炎患者都需要药物治疗，需要药物治疗者，采用抗生素与盐酸坦索罗辛合用。抗生素的选择是经验性用药，个人推荐四环素类（米诺环素）或喹诺酮类（左氧氟沙星），抗生素使用 2 ~ 4 周，盐酸坦索罗辛使用 6 周以上。特别提醒，抗生素不推荐使用头孢类，因为头孢类抗生素不能有效穿透前列腺包膜，达不到良好的治疗效果。

（4）性生活疗法，只要身体状况合适，尽可能增加性生活次数。

（5）疼痛症状明显的病人，可以加服非甾体类消炎药，譬如塞来昔布、布洛芬。

（6）射频、红外线照射及各种带有天花乱坠修饰语的物理治疗，有损伤前列腺腺体的风险，几乎都是骗人的。

（7）即使去名院找名医，当医生开具的单张处方价格超过 400 元，当他是骗子，赶紧换医生。

刀疤脸离开医院的时候，我没有开具任何药品处方。

正确而幽默的心理疏导，是治疗前列腺炎的重要方法，许多顽固的前列腺炎，通过心理疏导往往可以达到你意想不到的效果。

刀疤脸两月后痊愈，再也没有复发。

6. 用阳光心态呵护自己的健康

实话实说，正是由于慢性前列腺炎病人经常合并严重的心理问题，泌尿外科医生最不待见的疾病也是慢性前列腺炎。

早泄痊愈后的李总在 21 世纪混得风生水起，成功转型为成都市颇有名气的房地产商，他的人生信条：你靠你的想法认识自己，但别人靠你的行动认识你。

事业的巨大成功带来了财富几何倍数的增长，以前我经常是他高朋满座时的宾客，现在则有些疏远。偶尔我在电视上、报纸上看到他的消息，南边拿下了一块地，西边开发了一个楼盘，他甚至买下了一家工厂濒临破产的职工医院，医院有 500 张床位，他聘请了成都市各大三甲医院的很多退休专家去他那里上班，一切看上去很美。

偶尔他会给我打一个电话，称兄道弟的语气中有掩饰不住的骄傲，他说：我已经有了自己的帝国，你可以辞职，来我的医院当副院长。

我拒绝了。

我也认识他的结发妻子，时不时给我发一条短信，她说他很少回家，就连所谓的亲情，也变得碎片化、短暂化、脆弱化，时刻有离婚的危险。他在各种长相靓丽的女人中间周旋，估计把声色犬马的日子记录下来，是一本厚厚的"猎人"日记。

他的长相寒碜，言辞粗鄙，我敢打赌，他的女人们不喜欢他，喜欢的只是他的钱。

记不清我与他有几年没见了，三年甚至更长时间，一个星期三的上午，他潜入了我的诊断室。

"兄弟，救救我。"

我一点也不诧异，骄奢淫逸的生活十有八九会带来男科问题。

我问他："啥问题？"

他拿出的一堆检验报告，有北京、上海、成都等地泌尿外科权威的诊断意见，慢性细菌性前列腺炎，细菌培养提示是淋病奈瑟菌，几乎对所有抗生素耐药。他曾经清澈的目光变得混沌，有绝望的眼神。

他的症状也很严重，尿频、尿急、尿痛、尿道口分泌物，他按照专家的提醒写了排尿日记，每天的排尿次数高于 30 次。

这是一种很难治愈的慢性前列腺炎，只能拿出我的看家本领，尽力而为吧。

我选择的抗生素是对淋病奈瑟菌敏感的注射用亚胺培南西司他丁钠（泰能），号称抗生素中的王牌，甚至重拾我舍弃已久的前列腺药物注射治疗手段，每周一次。

连续四周的前列腺药物注射治疗，收效甚微，我真的失去信心了。

他问我："还能够继续进行性生活吗？"

我答："当然，但是性生活时必须戴避孕套。"

为什么呢？

Ⅰ型：急性细菌性前列腺炎，是禁止性生活的。

Ⅱ型、ⅢA型、ⅢB型和Ⅳ型前列腺炎，鼓励性生活，这是为什么呢？

性生活疗法是治疗慢性前列腺炎的一个重要组成部分，前列腺液是精液的组成部分，主要由前列腺分泌，而精液则包含了多种腺体的分泌物，精液是精子和精浆的混合物，精子是在睾丸曲细精管中产生的活细胞，数目很多，精浆则是由睾丸液、附睾液、输精管壶腹液、前列腺液、精囊腺液和尿道腺液等共同组成。前列腺液占精浆的20%～30%。在不纵欲过度的情况下，每周2～3次的性生活可以加快前列腺液的新陈代谢，前列腺液的质量能够提高，可以明显缓解症状。

男性生殖器，尤其是冠状沟，与女性阴道内环境一样，存在一些正常菌群，包括包皮葡萄球菌、大肠杆菌、霉菌等正常菌群，彼此互相制约，并不发病。有了性生活之后，与女性会实现菌群交换，美国印第安纳大学布鲁明顿分校（University of Indiana, Bloomington）研究微生物与环境的David Nelson的研究成果，性生活也会导致冠状沟细菌构成的变化，衣原体（ureaplasma）、支原体（mycoplasma）、纤毛菌属（sneathia）在有了性生活的男性中出现，没有性生活的男性则监测不到。

女性阴道内环境呈酸性，有以乳酸杆菌为主的大量菌群，彼此之间相互制约，维持内环境稳定，平时也不会发病。

倘若属于细菌性前列腺炎，并与男性生殖器正常菌群不一样，射出的精液里含有细菌，有可能打乱女性阴道内环境的稳定，导致细菌性阴道炎，甚至盆腔炎的发生。

所以，我的个人建议是：

（1）Ⅱ型：慢性细菌性前列腺炎，性生活时戴避孕套，避免细菌传染给女方和导致女方意外怀孕。何况感染的是高度耐药的淋病奈瑟菌，传染给女方，就是难以治愈的性病了。

（2）ⅢA型、ⅢB型和Ⅳ型前列腺炎，与正常人的性生活方式没有区别。

这是我治疗失败的慢性前列腺炎案例，看着李总郁郁寡欢的样子，我建议他把集团业务交给下属打理，不妨放松心情，让自己的生活方式健康起来，也许能够缓解症状。

近几年在微信上，时常看到李总自驾游的身影，他从华山的顶峰俯瞰位于黄土高原上的群山的苍峻，在宁夏的塔尔寺领略藏传佛教的寺庙里长燃的酥油灯，在张掖的夕阳里看满山的羊群，在鸣沙山月牙泉看完日落又等银河。

他的症状有了一些好转，我深感欣慰。

在泌尿外科门诊，因为前列腺炎发生的啼笑皆非的故事，不胜枚举。

27岁的病人，被慢性前列腺炎困扰一年，辗转无数医院，久治不愈。我信誓旦旦："小赌怡情兼治疗疾病，你天天约人打麻将，注意力转移到输赢上去了，症状会在不知不觉中消失。"

半年后他来医院复查，前列腺炎已经痊愈，就是打麻将上瘾了，而且越打越大，问我怎么办？

我答："下次你告诉我打麻将的地址。"。

他喜形于色："你也陪我打麻将，太开心了。"

我诡异地笑："老子举报你，让警察抓你，罚你的款，刑拘一个星期！"

这是用单纯的心理疗法治疗成功的案例。

医生按摩前列腺非常讲究，患者取胸膝位，医生右手食指戴橡皮手套，液状石蜡润滑后轻柔按摩肛周然后缓缓伸入直肠，摸到前列腺，用食指的最末指节对前列腺的左叶、右叶、中叶，从外向上、向内、向下的顺序进行按压，直到前列腺液流出为止。

对于目前风行的前列腺按摩，我持保留态度，没有那么神奇，能够永葆青春活力、延年益寿，更是无稽之谈了。

对极少部分男性来说，前列腺按摩能够引发前列腺高潮。前列腺高潮，多在同性恋之间出现，它是上帝送给男人的一个彩蛋，感受过前列腺高潮的男人觉得妙不可言，原理来源于前列腺和会阴部横纹肌出现的有规律性的收缩。

前列腺按摩原则：

（1）必须使用润滑剂；

（2）每周一次足矣！

慢性前列腺炎的病因迄今也没有完全弄清楚，临床上见到的大部分慢性前列腺炎，是非细菌性前列腺炎，70% 以上的慢性前列腺炎，属于ⅢA 型、ⅢB 型，考虑与尿液反流进入前列腺、免疫能力下降、尿道前列腺部的过敏反应有关。

所以红男绿女们必须了解一个鲜为人知的小知识：性爱后排尿的男女有别。

男性在性爱结束之后应该休息一会，待丁丁疲软下来才去排尿，因为勃起时前列腺处于充血状态，压迫后尿道、尿道阻力增高，马上排尿可能导致尿液反流进入前列腺，诱发化学性前列腺炎。

女性在性爱之前最好储存一定容量的尿液，大概 100 毫升，性爱结束之后马上排尿，可以有效预防女性蜜月综合征（性交后尿路感染）。

存留于大多数男性中间还有一个疑问：前列腺炎会演变成为前列腺癌吗？

答案是否定的，两者之间没有直接关系。

在男性的体检报告中，经常出现一个名词：前列腺钙化。

前列腺钙化也让人疑惑，究竟是个什么病。

前列腺钙化，其实就是前列腺的钙质沉积，进一步发展，可能成为前列腺结石。

一般来说，小于 35 岁的男性出现前列腺钙化，一般考虑为前列腺炎；大于 35 岁的男性出现前列腺钙化，一般考虑与前列腺炎、前列腺增生症有关。多数男性，从 35 岁开始，前列腺开始出现缓慢增生。前列腺的钙化可以是单发也可以是多发，并且钙化会随着年龄的增加而数量增多或体积增大，也就是岁数越大，发现前列腺钙化的可能越高。

没有明显症状的前列腺钙化，不需要处理。

那么，我们平时应该怎么呵护自己的前列腺呢？

（1）多喝水，每天 3000 毫升，保持尿量在 2000 毫升左右；

（2）不要憋尿；

（3）洁身自好，避免尿路感染；

（4）力所能及的情况下，增加性行为次数（包括性交和手淫），每一次性行为要完成射精过程，避免生殖系统、盆腔的长时期充血；

（5）不要长时间久坐，不要长时间骑行；

（6）喝酒适度，嗜酒如命是前列腺炎的天敌。

半年前，李总的微信朋友圈出现了一个奇妙的变化，他皈依佛门了，定期去峨眉山，一念愚即般若绝，一念智即般若生。我很吃惊，在物质和精神之间，在发达和自我之间，他开始注重精神，注重自我的力量。

他告诉我："禅者是虚其心而实其腹，无尘起心尘，心尘能化烦恼为菩提。"

一个好消息，他的慢性前列腺炎的症状已经消失得差不多了，除了起夜稍微有些频繁。

我知道，人生经历沧桑、苍凉、苍茫、苍劲，当李总心如止水的时候，他离痊愈也不远了。

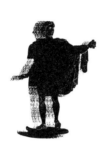

第十章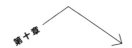

年轻人，

你对前列腺

真的一无所知

1. 前列腺增生最爱"憋屈男"

2006 年正月初五，一大早我从成都出发，驱车 300 公里回老家为老爸过生日。

老爸曾经是中学校长，60 岁退休，性格固执，和他固执的性格相得益彰的是，他对已经成年的子女也喜欢颐指气使。譬如对我，工作态度、生活方式，都会事无巨细地进行干涉，每年我们至少会有一次激烈的争吵。

争吵影响感情，与老爸单独相处，情形如同一句歌词：一对沉默寡言人。

三个多小时的舟车劳顿，顺利到家，与父母简单寒暄了几句，准备出门去酒楼吃饭，妈妈悄悄把我拉到旁边：对爸爸好一点。

阳光透过巨大的落地窗洒落在老爸的身上，他的头发完全花白了。

70 年，疮痍岁月已经坐成了宁静淡泊，刹那间我的心在隐隐作痛，我笑着对老爸嘀咕：我帮你梳头。

用一把断齿的小木梳，我小心翼翼地帮老爸梳理头发，不允许有一丝凌乱散落下来遮住他那双依然睿智的双眼。

头发梳完了，老爸说："我再去上趟卫生间。"

妈妈对着我抱怨："不晓得怎么回事，你爸爸最近一年多老是想屙尿，每天晚上起夜五六次，搞得我都睡不好。"

我的脑海里飞快地拂过一个疾病名词：前列腺增生症。

我询问从卫生间里出来的老爸："除了尿频、起夜，还有啥子不舒服？"

老爸似乎很无所谓："没有关系，屙尿有点费力，在卫生间多花点时间而已。"

我斩钉截铁地告诉老爸："你不是寒碜专门修理下水道的你的儿子吗，这是我管辖的专业，是病得治，生日宴结束后我带你去县医院看看，必须的。"

老爸笑意盈盈："那就去吧。"

生日宴很温馨，有点遗憾的是，家里人除了我以外，都不喝酒。

老爸善解人意："儿子，我陪你喝一点。"

老爸很精神，如一抹翠绿，从陈年旧月绿到 2006 年的新春料峭。但生日宴的两小时里，老爸又去了两次卫生间。

生日宴结束，我带老爸去了县医院。

春节期间的县医院门诊部没有几个病人，也没有泌尿外科专科门诊，我挂了一个普通外科号，接诊的是一位年轻医生，我自我介绍："我也是医生，想为我爸做一些检查。"

年轻医生很客气："老师，你亲自为老人家看吧。"

得先做指检吧，我突然觉得好尴尬，叫老爸脱了裤子，我戴上指套，从肛门里面伸进去，估计他不会同意。

果然他不同意，甚至有些愤怒："你对我做这个检查，成何体统？"

只好去做了一个泌尿系彩超检查，彩超结果提示：前列腺增生症，前列腺中叶向膀胱内突出。

得到比较明确的诊断结果之后，我到大街上的药房买了必须用到的药，与老爸一起回家，在客厅里铺开一张白纸，一边绘图一边讲解，图文并茂地为老爸科普前列腺增生症的基本知识。

前列腺增生症是老年男性最常见的疾病，就一个特定的器官而言，细胞的数目及器官的体积取决于细胞增生与细胞死亡之间的平衡，器官体积的增大不仅是因为细胞增生的增加，也可能是因为细胞死亡的减少。

说得更专业一点，前列腺增生需要两个条件：有功能的睾丸和逐渐增长的年龄。

老爸抬起头问我："有没有办法预防呢？"

我开始插科打诨："当然可以，泌尿外科专家曾经对清朝的太监老人做了一个调查，发现他们的前列腺几乎完全不能触及，所以青春期前被阉割是不会前列腺增生的，但老爸你早早去把那玩意切除了，就没有现在的我了。"

老爸被我逗得哈哈大笑："是不是你以后也要前列腺增生呢？"

我很坚决："你的遗传基因决定了，那是肯定的！"

大抵男性从 35 岁开始，前列腺出现不同程度的增生，因为前列腺包绕后尿道，并成为尿道前列腺部，增生的前列腺压迫后尿道，随着前列腺增生的进展，出现排尿不畅的症状。

男性到了 60 岁，前列腺增生症的发病率超过 50%，到了 80 岁，前列腺增生症的发病率超过 80%！

前列腺增生临床症状的最经典描述：进行性排尿困难。

那么，导致前列腺增生的病因是什么呢？其实病因目前尚不完全明确，有三种理论：

（1）双氢睾酮积聚学说。1972 年，Willson 首先用放免法检测出增生的前列腺腺体组织内的 DHT（双氢睾酮）含量是正常腺体的 2～3 倍，在同一腺体内最先增生的尿道周围腺体 DHT 含量比其他区域高，提出了前列腺增生症的双氢睾酮学说，认为前列腺增生的发生与双氢睾酮在腺体内的积聚有关。

这个理论得到了业界公认，简单一点来说，前列腺增生症的发病条件有两个：有功能的睾丸和逐渐增加的年龄。

（2）McNeal 的前列腺增生胚胎再唤醒学说不赘述，很晦涩难懂，该学说还需要进一步研究。

（3）精索静脉瓣膜功能障碍学说，造成浓度大约是生理浓度 130 倍的睾酮通过睾丸和前列腺的静脉回流系统到达前列腺，导致前列腺细胞的加速增殖，是对双氢睾酮积聚学说的补充。

那么，有什么有效措施防止前列腺增生呢？

（1）切除睾丸，阻断睾酮（雄激素）分泌，因为 95% 的睾酮是睾丸产生的，医学上叫去势手术，可以使前列腺腺体萎缩。但没有哪个男人愿意当太监吧？

（2）长期服用 5a- 还原酶抑制剂非那雄胺，阻断睾酮转化为双氢睾酮，可以使前列腺腺体缩小，但可能需要付出性功能障碍的代价，显然得不偿失。

（3）基于精索静脉瓣膜功能障碍学说，避免久坐，适度运动或许可能延缓前列腺增生的速度，但还需要循证医学支持。

所以，我的结论出来了，没有必要去刻意预防前列腺增生，随它去吧。在这个问题上折腾和执迷不悟，生命会少很多乐趣。

67 岁的舅舅也饶有兴趣地在旁边倾听，舅舅说他两年前住院时就发现前列腺增生，但没有任何症状。

我对舅舅解释："前列腺增生症是一种进行性的良性增生过程，症状因人而异，只有少数前列腺增生病人出现尿潴留、肾功能不全、膀胱结石等并发症，你属于大多数，现在不需要特殊处理，观察等待是最合适的方式，我老爸运气不好，都严重影响生活质量了，必须用药物控制。"

老爸使用的药物是保列治（非那雄胺），每天一粒（5毫克）；哈乐（盐酸坦索罗辛），每晚睡前服用一粒（0.2毫克）。联合治疗在减低前列腺增生临床进展风险方面优于任何一种单独药物治疗，可以减低病人急性尿潴留及需要手术切除前列腺的可能。

真的是立竿见影，翌日老爸兴高采烈地告诉我，尿线比以前粗一些了，起夜次数从5～6次减少到3次。

从此，保列治及哈乐成了老爸床头柜的必备药品。

起初三年，老爸的症状改善良好，到了2009年，他的症状突然出现了反复，药物治疗基本无效，排尿变得淋漓不尽，起夜更加频繁，差不多每小时都要起来一次。

老爸把他在县医院的检查结果发给我了，前列腺增生症、残余尿大于50毫升、左肾轻度积水。麻烦啊，前列腺比三年前更大。

我在电话里仔细询问老爸近三年的治疗经过，问他有没有停过保列治及哈乐，他一直否认，我反复诱导，他总算承认了，已经停用保列治一年了，他研究了保列治的说明书，副作用太大。

我穷追不舍："什么副作用啊？"

我听得出老爸在电话里的无奈，隐晦地问："是不是那个不行了？"

那个，指的是性功能，服用保列治的病人有8.1%出现阳痿，6.4%出现性欲减退，估计把性功能障碍完全归咎于保列治了。

老爸色厉内荏地呵斥我："你小声点嘛！"

其实长期服用保列治的前列腺增生症病人，半年后可以缩小前列腺体积20%～30%，停药后，前列腺迅速恢复到服药前的水平，然后前列腺又开始逐渐增大。

我与科室的同事商量，大家的意见一致，为老爸行微创手术，即经尿道前列腺电切术。

前列腺的手术指征是：（1）潴留（至少在一次拔出尿管后不能排尿或两次尿潴留）；（2）余尿大于50毫升；（3）复血尿及泌尿道感染；（4）膀胱结石及上尿路积水。符合其中任何一条都应该建议手术治疗。

老爸忧心忡忡："真要做手术啊？"

我的态度很坚决："是生活质量重要还是那个重要？"

老爸还是有两把刷子的："那个也是生活质量的一部分。"

几次与老爸交流的结果，他同意手术治疗，但提出的附加条件让我很难办，他不能来成都，因为县医院有微创手术的技术水平，县社保局拒绝为老爸出具异地就医的证明。

老一辈都很节约，恨不得把一分钱掰成两半来花，我信誓旦旦地承诺负担他的全部医疗费用，他倒是劈头盖脸对我一顿痛骂："你龟儿子就是大手大脚搞惯了，败家子。"

怎么办？我与科室即将退休的闫老师商量，我与闫老师一起回我的老家，由闫老师操刀，为我老爸施行手术。

赶紧与县医院的泌尿外科主任联系，主任说他们的机器是国产沈大的普通电切机，硬件及软件指标都远远逊色于我所在的医院。

老闫虽然大我近 20 岁，却是我的忘年之交，再过半年就要退休了，我曾经数次向科室建议，在泌尿外科医生办公室设一块"闫教授退休倒计时牌"，每天上班都可以看到譬如"离闫教授正式下课还有 199 天"的字样，于是大家倍加珍惜与闫老师相处的日子，至少以后出去吃饭，不会再喊闫老师买单了。

闫老师提议，去医院手术室贿赂器械组护士，周末将奥林巴斯等离子双极电切机偷出来，神不知鬼不觉地去把我老爸的手术做了，机器及时送回手术室，即使东窗事发，他来承担责任，反正都要退休了，受个处分，无所谓。

一切准备就绪，老爸突然反悔了："我重新严格口服保列治及哈乐，实在不行再做手术。"

我了解老爸的固执，越是兴师动众，越会增加他的心理负担。

他坚持服药两个月后，症状总算得到了控制，残余尿 20 毫升、左肾积水消失，老爸的治疗过程给了我启迪，不到万不得已，前列腺增生症的病人还是选择药物治疗为佳。

2. 微创技术，手到病除

十年前，理工大学的赵教授因为前列腺增生症躺到了我们科的病床上。

赵教授前后出现了十几次急性尿潴留，每次必须通过导尿管来解决排尿问题，最近一次，安置导尿管，口服保列治及哈乐 5 天后拔管，上午拔管下午再次出现急性尿潴留，导尿管又重新安上了。

手术成为一种必要手段。

麻烦的是，除了前列腺增生以外，赵教授合并严重的冠心病及慢支、肺气肿，为了安全，我建议教授行耻骨上膀胱造瘘，教授拒绝，他希望生命的倒计时阶段继续鸿轩凤翥，腰间随时吊一个尿袋子实在有碍儒雅形象，他叫上他的三个子女，很郑重地签了一份契约，大意是无论经尿道前列腺电切的术中、术后出现任何问题，均应对我心存感激，绝不能找我麻烦。

经尿道前列腺电切术（TURP）已经成为前列腺增生症手术的金标准，TURP 对患者手术打击小、术后病人恢复快且具有"微创"特点，是前列腺增生症的首选术式。

将电切镜置入膀胱，然后顺序切除前列腺各叶，优点像刨萝卜丝，一丝一丝地刨下，萝卜就逐渐变小了，不同之处在于，切除前列腺是从萝卜中心开始的反向刨，有经验的泌尿外科医生几乎能够切除前列腺的所有腺体组织，直到前列腺包膜，被压迫变狭窄的前列腺尿道部术后变宽敞了，排尿不再困难了，效果立竿见影。

我忐忑不安地上台，电切镜置入之后，发现赵教授的前列腺比彩超提示的更大，尿道前列腺部被拉得太长了，我根本不可能在 1 个小时之内完成手术，2 ～ 3 个小时的手术，教授的身体绝对承受不起，当机立断地改为开放手术，耻骨上经膀胱前列腺切除术，45 分钟搞定。

耻骨上经膀胱前列腺切除术是 TURP 广泛开展以前最常用的开放性手术方式，需要经下腹部切开膀胱，用手剜除前列腺，创伤较大，两害相权取其轻，综合赵教授的特殊情况，我不得已而为之。

手术后的赵教授恢复顺利，三年后赵教授因为心衰去世了，他的子女办完丧事后的第二天来医院找到我，执意送我一瓶珍藏了 20 年的五粮液，这是教授弥留之际的嘱托，感谢下医生，让他有尊严地死去。

3. 我们都是自己的"第一医生"

姚老师是医院皮肤科的退休老专家，2006 年夏天的一个上午，她打电话给我："冯叔叔的前列腺增生症已经四年了，一直在服用药物治疗，最近药物好像不起作用了，你什么时候有空，我带他来看看，干脆把手术做了？"

冯叔叔是姚老师的老伴，两人伉俪情深，三个儿子各有出息，分别在北京、武汉、成都忙于自己的事业，退休了的老两口理解儿子们的苦衷，嘱咐他们努力工作。老两口从来不给儿子们添乱，每年会去全国各地旅游，冯叔叔甚至开始研究摄影技术，儿子们换着花样给他购买及升级各种单反相机、镜头，他自称摄影技术已经达到了专业水平，不过画面感确实温馨而喜气，一去二三里，烟村四五家，亭台六七座，八九十枝花。

返老还童，就是如此吧。

如果生病了，冯叔叔便在原单位的职工医院开点药，或口服或输液，他是典型的乐天派，从来不认为那些凶险的疾病会缠上他，他对前列腺增生症更不以为然，老年男性都有不同程度的前列腺增生症，大不了再过几年去把前列腺切除了。

第二天一大早，我在病房等他们。

我为冯叔叔做直肠指检，心里顿时掠过一阵寒意，前列腺表面凸凹不平，触及好几个硬结，直觉告诉我，这是前列腺癌。

姚老师敏锐地捕捉到了我神色的变化，体检结束后把我拉到一边："你得说实话，他是啥子病？"

我没有隐瞒姚老师："90% 的可能是前列腺癌，而且是晚期。"

冯叔叔倒是乐呵呵地和我开着玩笑："是到必须做手术的时候了吧，赶紧的，半个月之后老三还安排我们去三峡豪华游轮五日游。"

我立即安排冯叔叔住院，除了一般的常规检查，MRI（前列腺核磁共振平扫加增强）、ECT（全身核素骨显像）更是检查的重中之重，因为刚做了直肠指检的原因，PSA（前列腺特异性抗原）、FPSA（血清游离前列腺特异性抗原）检验安排在一周之后进行。

我一边在电脑前开具检查单，一边在心里诅咒一直为冯叔叔看前列腺疾病的医生，四年来，他居然一次也没有做过直肠指检。目前真实的情况也是这样，为数不算少的年轻泌尿外科医生看门诊时经常忽略直肠指检的程序，单纯靠 B 超提供的信息来判断前列腺属于增生或癌症。

MRI 的结果当天就出来了：高度怀疑前列腺癌，肿瘤突破了前列腺包膜并已侵犯阴囊。

上午看上去还神清气爽的姚老师走路变得颤颤巍巍了，我一直认为人是慢慢变老的，其实不是，人是瞬间变老的。

那天晚上我在病房值夜班，我拉住姚老师，在医生办公室给她普及前列腺癌的知识：

"前列腺癌的发病率有明显的地理和种族差异，世界范围内，前列腺癌的发病率在男性所有恶性肿瘤中位居第二；在美国，前列腺癌的发病率超过肺癌，高居第一；亚洲前列腺癌的发病率远远低于欧美国家；在中国，前列腺癌的发病率位居男性所有恶性肿瘤中的第六位，死亡率位居男性所有恶性肿瘤中的第九位。肝癌、肺癌、胃癌多凶险啊，相对来说，前列腺癌进展缓慢，是比较温柔的恶性肿瘤，即使是前列腺癌晚期，经过积极治疗，也可以获得比较理想的效果，姚老师不要太担心了，待进一步明确诊断，做必要的手术及内分泌治疗，也许冯叔叔再活十年都没有问题。"

姚老师还是有些自责："虽然我不懂前列腺癌，但我也是医生，你冯叔叔的癌症拖到今天，我有责任。"

我安慰姚老师："不要自责了，有空了我提醒你的三个儿子，注意前列腺的定期检查。"

引起前列腺癌的危险因素尚未完全明确，已经确认的包括年龄、种族和遗传性，如果一个一级亲属（兄弟或父亲）患有前列腺癌，本人患前列腺癌的危险性会增加一倍以上，两个或两个一级亲属患前列腺癌，危险性会增加到5 ~ 11 倍。

姚老师有些着急："快告诉我，怎么才能早期发现？"

"那就是应用 PSA 在没有症状的健康男性中进行 PSA 的前列腺癌筛查了，国内 50 岁以上的前列腺癌发病率大概为 0.5%，这个比例其实不低，建议您的三个儿子 50 岁以后每年必须查一次 PSA 及 FPSA。"

总 PSA(包括 FPSA)> 4.0 纳克 / 毫升为异常，介于 4 ~ 10 纳克 / 毫升时，在中国，穿刺前列腺活检确诊的比例大概有 15%。

姚老师很好奇："为什么你冯叔叔的 PSA 检查要推到一周之后呢？"

因为有一些因素会影响到血清 PSA 的水平，譬如前列腺的指检之后，膀胱镜检查及前列腺穿刺活检更会导致 PSA 的升高，为了精确 PSA 的结果，就推到一周以后了。

后来的一系列结果证实了我的判断，冯叔叔的前列腺穿刺结果提示前列腺腺癌，PSA ＞ 100 纳克／毫升，Gleason 评分（前列腺癌的病理形态评分）8 分，临床分期为 T4（肿瘤侵犯精囊外的其他邻近组织，膀胱颈及直肠受累），唯一让人欣慰的是 ECT 检查没有骨转移。按照前列腺危险因素等级分类，归于高危，预后不容乐观。

不过，随着近年来对 PSA 的研究，用 PSA 进行前列腺癌的筛查也充满了争议。因为 PSA 的假阳性率太高，大多数经 PSA 测定疑诊为前列腺癌的病人事实上并没有患癌，前列腺增生、前列腺炎、尿路操作等之后的 PSA 水平都会升高。另外，PSA 正常也不能排除前列腺癌的诊断。

4. 写给远在天堂的老先生的一封信

九天后的下一个夜班，一夜的平安无事，早晨七点我起床了，洗漱后查看重症病人，心里有一丝轻松，终于可以准时下班了。

查房刚到一半，突然护士通知我，病房走廊来了一名 62 岁的男性膀胱大出血病人，入院手术都没有办，直接跑到住院部来了。

我有些恼怒，怎么这么不讲规矩？

病人姓余，老中医，蹲走廊的墙边瑟瑟发抖，裤裆已经完全被鲜血濡湿，他的儿子在一旁搀扶着他，焦急地哀求我："医生，救救我爸！"

我简单而快捷地询问了病情，并弄清了他没有办入院手续的原因，因为发病急，叫上一辆出租车就赶到医院了，忘记了带钱及社保卡。

必须急诊行膀胱内血块清除术，顺便做膀胱镜检查了解出血原因，必要时用电切镜电凝止血。我犹豫了半分钟，从钱包里掏出 2000 元钱给他的儿子："去把入院手续办了吧，不然我没有办法做手术，但你记住，今天得把钱还我。"

几乎在他儿子办入院手续的同时，我把余老先生送进了手术室。

全麻下置入膀胱镜镜鞘，用高压空针吸尽凝血块，凝血块大约有 400 克，然后膀胱镜下仔细查看出血部位，出血来自前列腺突出于膀胱的部位，突出的部位糜烂，取活检时感觉质地比较硬。

又是一例前列腺癌。

把安全返回病房的余老先生安排到加床上，余老先生的妻子也从家里赶来了，给我一个信封，说是还我的钱。

我接过信封揣进裤兜，脱下白大褂驱车回家，回家后把信封里的钱数了一下，3000元，我苦笑，这笔买卖太划算了，不到一个小时光景，赚取1000元利润。

节外生枝啊，我打电话给我的学生，务必还他多给的1000元。

随后余老先生的检查结果比冯叔叔还严重：前列腺癌晚期伴骨转移。

我主管的两位前列腺癌病人，都没有前列腺根治手术的指征，全科术前讨论，一致同意行双侧睾丸切除术（去势），配合内分泌治疗、放疗。

双侧睾丸切除术（去势）本质上也是内分泌治疗的一部分，因为前列腺癌的病人，95%的癌细胞依赖雄激素生存，配合药物最大限度雄激素阻断，如同往熊熊燃烧的干柴浇下一大盆水，火焰迅速被扑灭了，至于那些星星点点不肯熄灭的残存木炭，短期内形不成大气候。

冯叔叔及余老先生的手术安排在同一天进行，手术非常简单，为了避免切除睾丸对他们造成了心理影响，选择的方式是睾丸实质剥脱术，疗效与睾丸切除无差别，术后阴囊内依然可以触及类似睾丸的结节。

也是在同一天，冯叔叔与余老先生一起出院了，出院时我苦口婆心地反复叮咛他们："一定要坚持服用比卡鲁胺（康士得），每三月复查一次PSA。"

冯叔叔在姚老师的监督下很严格地遵守医嘱，余老先生出院后偶尔会给我打电话，说他恢复良好，请放心。

两年后，余老先生再次住院，很快与世长辞。

余老先生去世后的第二天，我在我的 QQ 空间饱含泪水地写了一篇百转千回的日志:《余老先生，一路走好》。

一直倔强的余老先生，终于走了。

昨晚九点，我在住家附近的小书店流连，突然接到余老先生的电话：我不行了，来救救我。

9 点 30 分，我气喘吁吁地赶到余老先生的病床前，麻醉科医师作了气管插管，值班医师正在进行胸外心脏按压。

床上躺着的余老先生瘦若青竹、枯如残荷，我知道，生命的余韵，渐行渐远……

我换下值班医师，继续心脏按压，天很热，汗潸潸地下，9 点 48 分，我垂下了指尖，所有的努力，均无力挽留逝去的香魂一缕，我轻声地宣布临床死亡。

余老先生真的走了，享年 64 岁。

余老先生是我的一位病人，前列腺癌。

第一次见到余老先生是在两年前的一个早晨，膀胱大出血，余老先生的儿子陪着来医院，出发时匆忙，几乎没有带钱。

需要急诊手术，但没有办理入院手续的余老先生没法被送入住院部手术室，我从钱包里掏出 2000 元钱，嘱咐余老先生的儿子去入院处交费及办理相关手续，并一脸严肃地告诫：希望你能在今天把钱还我。

术毕返回病房，余老先生的儿子还我钱了，而麻醉苏醒后的余老先生对我说的第一句话是：我要为你送面锦旗。

从此，我就和余老先生结下了不解之缘。

之后不久又为余老先生行了第二次手术，恢复良好，出院时我不厌其烦地提醒余老先生：一定要按时服用康士得和定期皮下注射诺雷得（前列腺癌专用药），从分子水平上阻断雄激素，可保你数年内性命无虞。

余老先生是成都颇有名望的一名中医，后来我才知道，他对我的治疗计划置若罔闻，一直迷信自己的手艺，每天熬制中药，开始了同前列腺癌的顽强作战。

年初，余老先生来医院复查，骨扫描及MRI提示，余老先生已经出现了腹膜后器官及骨转移。

我痛心疾首于余老先生的固执，而病情的每况愈下几乎宣布了余老先生的生命进入了倒计时。

余老先生爽朗地大笑：下医生，老子死也要死在你的手里。

今年三月，他因昏迷住进了成都军区总医院，因为他的儿媳是总医院的医生，方便照顾，但他醒来后的第一件事却是给我打电话：哪个医生我都不信任，我只信任你。

很快，他又辗转来到了我管辖的病房。

治疗是没有前途的，但余老先生始终乐观，这期间出现的腹泻、骨痛等症状，即使我休息，他也照样通知我，而且非我开具的处方不取。

写到这里，我鼻子发酸，泪水终于肆意地滑落下来，为了2000元钱的信任，为了现实中日益恶化的医患关系。

生命温柔退场了，离歌轻唱，我真的不知道该说些什么。

十多年的悬壶济世，经历过无数的生命从我手中消逝，或许是麻木了、是坚强了、是司空见惯了，不过这一次，余老先生的仙逝还是让我唏嘘不已。

余老先生走了，他的老伴虔诚地拿着毛巾，为他仔细地擦拭着身体，苍老的手指触摸着冰冷的肌肤，她的眼神寂静而专注，并且一遍又一遍地把落到额前的银丝拂到耳后去。

余老先生，一路走好，其实医生和患者之间，也有着看似无法抵达却能够抵达的东西，一如你的老伴对你的深情。

冯叔叔出院后一直坚持服用比卡鲁胺，原本决定的外放射治疗被冯叔叔坚定地拒绝了。

大抵2011年底，冯叔叔出现骨痛、恶心、呕吐等症状，PSA也迅速飙升到100纳克/毫升，ECT提示骨转移。2012年4月，冯叔叔的三个孝顺的儿子在金碧辉煌的皇冠假日酒店隆重地为老人家举行80岁生日庆典，知道时日不多的冯叔叔坚定地微笑着站在台上致辞，我知道，在80年的漫长岁月里，在长满常春藤的花园里，种植着儿孙满堂的幸福与快乐，也尘封着不为人知的苦涩与忧伤。

一月之后，冯叔叔安详地闭上了双眼。

与其他的癌症一样，前列腺癌多是在体检或者出现明显症状时发现的，比较遗憾而且与其他癌症不同的是，临床上确诊的病人多是前列腺癌晚期，已经丧失了施行前列腺癌根治手术的最佳机会。

前列腺癌没有任何可以预防的措施，防患于未然的最好方法就是提前发现，以获得治愈。

5. 请给自己生命多一些期待

夏哥是成都市的一名普通公务员，单位每年都会安排他们到医院做一次常规体检，他所在单位颇能与时俱进，2010 年把 PSA 列为 50 岁以上男性的必选检查项目，也就是那一年，52 岁的他的 PSA 结果提示 23 纳克／毫升。

我与夏哥不是很熟，朋友介绍我们在一起吃过一顿饭，然后再也没有联系，不过我对他的印象极好，谦和而幽默，他是一名转业军人，在饭桌上给我讲过他的爱情故事，记忆犹新。

夏哥与他的妻子在同一个部队服役，他们互相喜欢了，第一次约会是他约她从部队驻守的穷乡僻壤驱车 30 公里到县城看电影，他找了一辆破败的军用北京吉普车，兴高采烈地驱车上路，走了半截，吉普车熄火了，电影看不成了，她有些沮丧，夏哥把脑袋凑过去，目不转睛地看着她，她被他深情的目光盯得小鹿撞怀一般的慌乱："你干什么啊？不许看！"

夏哥嬉皮笑脸地回答："电影看不成了，看你才是最幸福的。"

那天他们接吻了，寂寥的路边，伴随他们的还有车窗外野花悄然绽放的声音。

拿着 PSA 检查结果的夏哥很慌乱，忙不迭地翻出我的手机号码，问我：

"怎么办？"

我直截了当地对他说："PSA 都 20 多了，几乎可以确定是前列腺癌，但最后的确诊仍然需要前列腺穿刺，先住院吧。"

按部就班的入院检查，MRI 及穿刺结果、Gleason 评分都不是不好，处于 T2a 期（前列腺肿瘤已经侵犯前列腺包膜外）。

与夏哥及夏嫂反复沟通病情，我的治疗计划是：行开放式耻骨后前列腺癌根治术，术后辅助内分泌治疗及辅助放疗。

夏嫂愁肠百结："有没有更好的治疗方法呢？"

我诚实地回答："有，腹腔镜前列腺癌根治术具有损伤小、术野及解剖结构清晰的特点，术中和术后并发症少，但我还没有亲自做过这种术式。"

夏嫂的目光游移不定，与夏哥讨论了半天，对我冒出一句话："谢谢你，要不明天你让夏哥出院，我们找别的医院试试。"

腹腔镜前列腺癌根治术对医生的要求很高，有复杂的操作程序，那时我确实没有掌握腹腔镜前列腺癌根治术，但在病人及病人家属面前，直言不讳地表达自己的技术水平还不够档次，是一种优秀的品质。

当然，夏嫂另外选择医院的举动还是让我不爽，我们有许多共同朋友，隐约觉得有些丢面子。

当天晚上我去一家小酒馆喝酒，朋友安慰我，没有谁可以把本专业的所有手术都做得出类拔萃，没事，让夏哥出院吧。

而我更担心的是，朋友说夏哥准备去北京 301 医院找泌尿外科主任张旭教授做手术，我了解了张旭教授的门诊时间、手术日及繁忙程度，那是一条多么漫长的求医之路。而夏哥的病情，经不住这样的折腾。

酒至微醺，我给同样是行业翘楚的武汉华中科技大学附属同济医院泌尿外科主任王少刚教授打电话："哥们，来帮帮我吧。"

王少刚教授平时不善言辞，与我的口若悬河形成鲜明对比，恰恰是性格的巨大反差，让我们成了无话不谈的兄弟，他觉得我像金庸笔下的日月神教教主，天地之间任我行。

"大侠吩咐的事，我岂能不来，差旅费我自掏腰包，会诊费、礼物通通不要，算我来教你做这个手术，你要承认，你也有不行的时候。"

第二天，我把夏哥、夏嫂叫进了医生值班室，值班室没人，方便我说话及违反医院规定，我不许夏哥出院，口气异常坚定地陈述我的计划："我联系了中部泌尿外科一把刀来成都为你实施腹腔镜前列腺癌根治术，请让我，帮你们作一次决定。"

我看到了夏哥、夏嫂眼睛里闪烁的泪花，我也同样的心潮澎湃啊，从医近20年，是我第一次越俎代庖，为病人作必须接受手术、必须在手术同意书上签字的决定。

周六上午11点，王少刚教授如期到达成都，简单的午餐之后，手术开始，王少刚教授庖丁解牛般的娴熟技艺看起来甚至有些变态，一小时不到，出血不到50毫升，完整的前列腺（包括膀胱颈）被取了出来，这是最优雅的变态、最赏心悦目的变态。

术后的夏哥恢复良好，十天后出院了，出院那天，夏嫂在我的脖子上很虔诚地为我戴上了一个观音玉佩，抱着我一直不松手："从现在开始，你是我的亲弟弟。"

观音玉佩是礼物，更是见证，我不认为我是受贿，医患之间永远不要破坏四种东西：信任、配合、使命、仁心。

后来夏哥坚持服用药物阻断雄激素治疗，坚持前列腺癌的外放射治疗，他的 PSA 复查一直保持在接近 0 的水平，前年底结束，就再没有采取任何治疗措施了，只是每三个月复查 PSA 一次，因为他已经痊愈！

第十一章

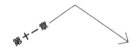

身体和灵魂

总有一个在路上

1. 失落园里的模范夫妻

无性婚姻的定义：夫妻之间每月性生活次数小于或者等于一次。在中国，无性婚姻已经成为严重的社会问题，比例高达 30% 以上。

作为资深男科专家，我认为，夫妻之间有意制造一点狗血剧情是解决方案之一。譬如妻子打扮得花枝招展，像要外出约会似的，让丈夫误以为妻子有出轨嫌疑。丈夫会气血攻心，再次激发出潜在的征服欲，把妻子看得更严，增加夫妻之间性生活的次数。要是妻子真的出轨了，眼泪的存在，证明了悲伤不是一种幻觉。

有夫妻两人，膝下一子，均是我生活中的好友，已经无性婚姻两年多。妻子向我抱怨，并求我赐锦囊妙计。我暗授机宜，吧啦吧啦吧啦。

妻子觉得不妥：好像不靠谱吧？

我对她挑战我的权威性非常不爽：就得这样做，方能重新找回往日激情。

于是去年底的一个晚上，丈夫下班回家，妻子一边炒菜一边征询丈夫的意见：亲爱的，我们要二胎吧。

丈夫把头摇成拨浪鼓：一个养起都辛苦，再来一个老二，累死人了。

妻子把锅铲放下，对着丈夫巧笑嫣然：你就不想要一个亲生的？

结果，他们打起来了。

这一次，是我的处方下得太猛，当我心急火燎地赶往他俩家中说明情况时，丈夫差点把我也暴打一顿，他的喜怒哀乐可以制作成咆哮帝的表情包。

夫妻是大学同学，工作后一起分配到成都，顺理成章地结婚。这个世界有许多夫妻抵抗不住新鲜与刺激的诱惑而劳燕分飞，但他俩的感情甚笃，至少从表面看来，是朋友心目中的模范夫妻。

但是，他俩的性生活频率却一落千丈，步入无性婚姻的行列。

2. 黑暗之中最可怕的是心盲

在朋友面前怎么糊弄都行，回到家里总会同床共枕，丈夫起初以工作忙、心力交瘁来作为逃避性生活的借口，逃避得了一时，逃避不了一世，偶尔强打精神做做样子，甚至不射精，便早早结束性生活的程序。

不射精有很多坏处，坏处的叠加，更会造成性生活频率的进一步减少。

首当其冲的是骨盆盆底肌肉和性器官的长时间充血，诱发无菌性前列腺炎；其次是精囊腺长时间充血，诱发精囊腺炎；而强行性交中断，诱发勃起功能障碍；还存在逆行射精的可能，严重者导致男性不育，生二胎变成一件不可能完成的任务；诱发痔疮；出现性神经衰弱症候群，譬如头晕、焦虑、失眠、健忘。

无性婚姻带给女性的危害更大，性激素分泌紊乱、皮肤失去光泽、脾气暴躁、更容易衰老，提前进入绝经期。

在无数个孤枕难眠的夜晚，她们只能偷偷上网去搜寻答案或者满腹心事地告诉自己的闺密。

前谷歌数据专家塞斯·史蒂芬斯·大卫德威茨（Seth Stephens-Davidowitz）出了一本新书《人人说谎：大数据、新数据以及有关真实的你我——

互联网能告诉我们什么》。

他从谷歌的搜索记录中，得到最真实、最全面的统计大数据。

他用这些数据分析两性关系以及婚恋现象，得出的结果出人意料，却意味深长。

他发现"无性婚姻"这个关键词的搜索次数，比"不幸婚姻"高 3.5 倍，比"无爱婚姻"要高 8 倍。

社会学家把无性婚姻的原因更多地归咎于高强度的生活压力，这个结论是错误的，那么，导致无性婚姻的真正原因是什么呢？

简单的是，对方的身体不再具有吸引力，尤其是女性。

而中国另外的一些统计数据更表明了无性婚姻的残酷，婚后夫妻，有自慰习惯的男性占到了近一半，女性占到了 30%。

近期，明星李某妻子王燕（化名）出轨，微博的疯狂刷屏一度造成了微博服务器瘫痪，正因如此，据说微博增加了服务器的数量，可以一次接纳八个一线名人出轨的刷屏容量。

初识李某，是在电影上，当然不是在电影院看的，是在家里放 DVD，据说是禁片，故事很惊悚。后来，我又看了李某的好几部电影，他总能够将人们的善良、执拗演绎得入木三分。于是他成名了，如日中天了，成为影视圈的一线明星。

李某终于可以豪气干云地追求以前他做梦也不敢高攀的女人了。

他的目标是王燕，但王燕的心中有一个更有魅力的男人。

我敢打包票，那时的李某多少还有些毫不起眼，王燕内心里瞧不上李某。但王燕与她那更有魅力的男人合计了一下：这可是一部印钞机啊。侵欲无厌、规求无度的王燕心怀鬼胎地答应了李某的求婚，而王燕心爱的男人怎么办呢？只能暗度陈仓，继续高潮迭起。

人的心理能够得到解析，王燕获得了出席各类明星璀璨的聚会的机会，她可以理所当然地置身于明星中间，与众多权贵讨论皮肤的保养与养身之道，讨论巴黎的浪漫与纸醉金迷。

也许有那么一年甚至几年，她对李某有点喜欢了。

李某只知道不断地赚钱、赚钱、赚钱，结果呢？家里的母猪越喂越肥，越喜欢在泥沼里打滚。有一句话请记住了：贪婪的人越健壮，就越倾向邪恶。

钱不是万能的，没钱则是万万不能的。君不见我们的好朋友阿凡提，才貌双全，只因为交通工具是驴而不是宝马、奔驰，迄今形单影只，难博女人芳心。

李某辛苦打拼赚来的钱都悉数上交老婆，自己有多少银行卡、多少固定资产都浑然不知。羽翼丰满的王燕有底气了，本来就是喜怒无常的野蛮老婆，浑然天成的冷嘲热讽让李某如坐针毡，恬淡时王燕是水，"所谓伊人，在水一方"。愤怒时王燕是霜，"寒风吹我骨，严霜切我肌"。可怜兢兢业业的模范老公李某，情愿老婆是气，化成一阵风一片云，多好看啊，清风徐来摇菊影，白云闲逸绘秋声。

以我资深泌尿男科医生的明察秋毫，此时他俩的床笫之欢已经很不和谐了，所以只能用别的男人来代替李某。

眼下，不偷腥的男人很少，算是稀有动物；红杏出墙的女人也比比皆是，然后爱情变成亲情，亲情是火不能灭、水不能溺，但是婚内出轨依然防不胜防。

3. 每个女人心中都住着一个任性的小孩

艳照门事件曾经轰动一时，我不认为事件的主人公有病，那只是大脑的一种自发反应，与过了新鲜期的情侣性爱，不会再有惊喜，性快感程度肯定低于预期。于是干脆将与过往女友的情色画面记录下来，作为一种抚慰自己的奖励。

繁衍后代，是人类进化的出发点之一，大脑会默认能够让你性欲增加的东西，必定面临着一个非常好的繁衍后代的机会。这是科学，也是真理，所以无数男人、女人为了一个简单的目标前仆后继。

发展到了现代，繁衍后代不是目的了，而是追求快感和刺激。

手淫成瘾、频繁开房可以成瘾，与吸食毒品类似。

好色是男人的天性，对女人，何尝不是如此。

女人和男人的开房比例为什么如此悬殊？

因为与女人相比，男人的性欲更容易诱发和勾起；女人对男人，往往需要对人品、相貌、知识面、所属阶层进行全面审视；沿袭几千年的重男轻女使女人受到了更多禁锢；即使到了现代社会，也存在男女之间的极度不平等，男人妻妾成群是本事，女人性伴侣越多，往往被人视为荡妇；女人在寻觅新欢的道路上非常踌躇，性策略理论（sexual strategies theory）的中心思想，交配有利于进化。无性婚姻的女方，有更多红杏出墙的可能，潜意识里的一种渴望，红杏出墙也许能够重新证实自己的魅力；性生活不和谐的女人，也有更多红杏出墙的可能，想体验性生活的美妙。

另外一种情况不能忽视，每个女人心中都住着一个任性的小孩，猎奇、出格地玩一次是初衷。只有极少数女人的出轨，是为了寻找属于她的爱情。

4. 防止性爱的马太效应发作

如何来规避这种极度伤害家庭和谐的情况发生呢？

夫妻一定要尽可能地经常在一起，互相分享各自生活中的奇闻逸事，最好经常带着孩子结伴旅游，不断为婚姻生活注入新的活力。爱情源于关注、源于发自肺腑的爱慕，深切的关注会让大脑产生苯基乙胺，是大脑奖赏的一种"愉快分子"，哇，四目相对，我的眼中只有你。

有一个秘密：巧克力富含苯基乙胺。所以，别都学着李某无休无止地向王燕送花。送给老婆的礼物，最好选择各种巧克力。

出门逛街时夫妻手牵手，经常拥抱与接吻，蜻蜓点水似的也行。晚上睡觉时相拥而眠，男人手抚女人咪咪，女人手抓男人丁丁，不做爱也没啥关系，依恋与嫉妒，欲望与期待，会让夫妻双方分泌的多巴胺厚道起来，杜绝偷情后患。

催产素是个好东西，不仅女人分泌，男人也分泌，它是最值得信赖的荷尔蒙，尤其是在性高潮后，加上大量内啡肽的释放，会让夫妻身心更加愉悦。所以，任何为了追求性高潮而选择的场景、姿势都值得点赞。

性爱的两条金科玉律：

我能想到最浪漫的事，就是给他所有姿势。

做得越多越想做，做得越少越不想做。

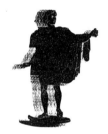

MEN

✕

WOMEN

第十二章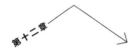

STD：

我看你时很远，

你看我时很近

1. 别把尿路感染当成淋病

2005 年春天的一个晚上，相识十年的好朋友老常约我吃饭。

老常是中国大学生诗派创始人之一，在中国现代文学史上留下了浓墨重彩的一笔，不过已经不写诗了，拿他的话来说，成都的文学女青年都在方圆 20 公里以外，在市中心写诗，有点二。

老常身材不高，走路重心偏低，生意做得得心应手，认识的美女也数不胜数。我经常拿着镜子长吁短叹，相貌和气质都不输于这个老浑蛋的下水道同志，为何没有他那么多的艳遇？

老常有句名言：四川盆地是诗歌的子宫。成都出美女，也出诗人。很多的诗人饭局我都参加过。携美女和老常一起吃喝很危险，有一回我带了一名历尽千辛万苦才答应和我约会的美女与他用餐，席间他关切地问我："上回那个美女告你 me too，你是怎么洗清罪名的？"

我马上遭遇灭顶之灾，美女饭都不吃了，马上起身告辞。

这就是生活中的损友，对我来说，与惺惺相惜的损友在一起，分担的痛苦是减半的痛苦，分享的快乐是加倍的快乐。

不过那天晚上的饭局，却让我备感屈辱。

这是成都诗人圈子的一个饭局，老常热心地把我介绍给席间的每一个人，介绍到老铁的时候，他明显感觉到了他眼中的恶意。

老铁也是成名已久的诗人，他对我说的第一句话："下医生，我们又见面了，你是个庸医。"

饭局因为老铁的冷语相向变得凝重起来，而冷语相向的感觉对我来说就像是坠入深海般的孤独、冰冷，即使在接下来的推杯换盏中，我也没有从数不清的寒暄中汲取到一丁点暖意。

老铁直言不讳地告诉大家："十年前，我因为尿路感染去找下医生看病，他非常粗暴地诊断为淋病，输液 5 天，花了我 1000 多元钱，相当于我三个月的工资，丝毫没有好转，后来我去了另外一家三甲医院，不是淋病，医生只开了不到 100 元的处方，两天就好了。"

我在脑海里努力地回忆，满眼迷茫，无限空寂，我真的记不住，我为老铁看过病，既然老铁这么言之凿凿，肯定是真的。

老铁不依不饶："开那么贵的药，是为了回扣吧？"

"其实十年前开任何药都没有药品回扣，药品开始出现回扣是从 1997 年开始的。"我无奈地解释。

那一瞬间，我觉得自己老了，岁月的洪流，卷走了青春，卷走了年华，剩下的只是一个被岁月刻下深深印痕的、伤痕累累的躯壳和一颗沧桑的心。

还是得想方设法还原事情的真相。

十年前，应该是 1995 年，我刚刚定科不久，所谓定科，就是用三年时间流转完内、外科各个不同的专业之后，由各科主任考核，最后确定了我的专业方向，泌尿外科。

估计老铁第一次来找我看病，我经验不足，仅仅凭症状就下了淋病的诊断，治疗效果不好，追加了药品剂量，要知道，当时广泛用于淋病治疗的头孢曲松钠针剂，是 100 多元一支，每天两支，连续使用五天，1000 多元就没有了。

老常打着圆场："别说了，过去了这么久，日月消长，以后我们都是朋友。"

是的，没有原因，看似还在，却已然消逝；太多困惑，深挖意义，是没有意义。医生的临床经验需要时间和技艺的磨砺，成长，也是一个痛苦的过程。

什么是淋病呢？

淋病是由淋病奈瑟菌（淋病双球菌）引起的性传播疾病，传染性强，发病率居各种性传播疾病之首，但呈逐年递减趋势，与淋病患者或带菌者发生一次性关系，就有 25% ～ 90% 的可能被传染发病。

淋病双球菌不但可以引起泌尿、生殖系统的炎症，还可以通过血液播散引起关节炎、心内膜炎、脑膜炎和败血症等，造成严重后果。

最深刻的病例来源于一名 14 岁的男孩，1994 年因为尿路感染引发败血症入院。联合使用青霉素和第一代头孢菌素（头孢唑啉），无效。吴炳泉教授查房时嘱咐男孩脱下裤子，尿道口有大量黄白色脓液，涂片发现革兰氏阴性双球菌，命令我更换抗生素为头孢曲松钠，很快痊愈。

吴炳泉教授反复向我强调，但凡尿路感染，无论年龄大小，一定要追问是否有性交史、冶游史。而忽略对外生殖器的检查，算是失职。

男性感染淋病双球菌后 2 ～ 7 天，首先出现尿道口瘙痒、红肿，尿道内烧灼和疼痛，接着出现尿急、尿频、尿痛和尿道内流脓等急性尿道炎症状。严重者细菌可上行引起前列腺炎、精囊炎、附睾炎和睾丸炎。淋病在急性期如治疗不及时或治疗不彻底，可转变为慢性，并经常反复发作，久而久之，由于尿道黏膜损害形成许多疤痕，造成尿道狭窄而发生排尿困难。

女性被淋病双球菌感染后，尿道炎症状比男性轻，因而不容易及时发现，但容易引起宫颈炎、宫体炎、输卵管炎、盆腔炎等，可导致宫外孕或不孕。

淋病的诊断：

根据病史及实验室检查可以明确诊断，涂片发现革兰氏阴性双球菌，马上出结果；淋病双球菌培养时间得 24 小时，是诊断淋病的金标准。

对医生来说，应该急病人所急，一般在涂片发现革兰氏阴性双球菌后，就应该开具处方。

有一种情况必须注意，不少病人来医院就诊时，往往服用了不同类型的抗生素，涂片时淋病奈瑟菌的形态遭到破坏，找不到淋病奈瑟菌也不能排除淋病的诊断。

淋病的治疗：

淋病目前最常用头孢三代、喹诺酮类（环丙沙星、左氧沙星等）、四环素类（盐酸米诺环素胶囊）进行治疗，如夫妇中有一方得了淋病，应该双方同时治疗。治疗要彻底，必须达到治愈标准后方可停药，否则会转为慢性，性交经常造成急性发作。

治疗期间应避免剧烈运动，吃清淡饮食，禁忌饮酒，绝对禁止性生活。

2. 性病应急预防二三事

怎么才算治愈呢？

症状、体征完全消失；治疗结束后的 4 ~ 7 天从尿道取材（或者前列腺按摩取前列腺液）、女性从宫颈及尿道取材，分泌物涂片或淋球菌培养连续两次阴性。

治疗方法看上去简单易行，但是，为数不少的淋病病人的就医经历却是跌宕起伏的血泪史。不要以为自己去百度搜索淋病的相关知识或者去买了一本淋病诊疗的教科书，照着用药就能够治愈。

急性淋病确实是最容易治疗的性病，千万不要盲目听信男科医院的广告宣传，动不动就要输液，而且时间长达一周甚至半月之久，那是光天化日之下的敲诈。

遗憾的是，被敲诈了数千元甚至上万元的病人不胜枚举。

最好去医院连续肌注 3 ~ 5 天的头孢曲松钠，头孢曲松钠已经很便宜了，效果立竿见影，百来元的花费，解决你的难言之隐。

特别提醒，人体感染淋病后，约 20% 的男性及 60% 的女性可能不出现症状，为什么呢？男性生殖器兼排尿和射精，一个通道；女性的尿道与阴道是分开的，两个通道，阴道感染淋病经常不出现症状，所以无意间感染的危险太大了，防不胜防。

中国是世界上滥用抗生素最严重的国家，耐青霉素淋球菌在中国的比例高达 90%，耐喹诺酮淋球菌的比例高达 99%，真是一个令人瞠目结舌的数据，世界卫生组织（WHO）2015 年沉痛宣告，不推荐使用喹诺酮类药物（环丙沙星、左氧氟沙星等）治疗淋病。

在各种水果的种植及家禽、鱼类的饲养问题上，中国人肆无忌惮地使用抗生素，毫不夸张地说，以后对所有抗生素都不敏感的超级细菌，其诞生恐怕离不开中国人的功劳。

那天酒足饭饱以后，我们一行人移师到酒吧小坐。

老常为了活跃稍显沉闷的气氛，突然提出一个崭新的问题："开房时，有没有'临门一脚'前的预防措施？"

所有的人都感兴趣，这个世界处处充满陷阱，再也不是那个你骑着单车就能载着姑娘约会的年纪，再也不是那个阳光一笑就能让人倾心的年少时光。掌握一些医学知识，才能够更好地保护自己。

我清了清喉咙："最理想的办法是往中间一套（避孕套），偏偏男人们觉得有穿起袜子洗脚的感觉，很不舒服，影响把酒论剑和快意江湖的情绪。

"根据淋病奈瑟菌的病原体特点和药物的半衰期，可以事前口服盐酸米诺环素胶囊，房事前的 2 小时用温开水服下两粒（200 毫克），房事后的 12 小时再服一粒（100 毫克），对预防淋病及非淋应该有效，但缺乏循证医学证据，因为没有医生从事这项研究，大家可以试试。"

刚才一直板着脸的老铁也来凑热闹了："下水道，你再说清楚一些。"

我答："用指头抚摩女方生殖器，如果有突兀状的小疙瘩，还是算了吧，对方很可能是尖锐湿疣患者；轻轻嗅下指头的气味，如果发臭或有异味，也劝你们偃旗息鼓，发臭一般是因为阴道炎及捷足先登的兄弟在她体内留下的液体发酵所致。"

老铁又提出了一个崭新的问题："酒店、机场的公共马桶有没有传染性病的可能？"

目前没有任何一项研究表明：坐公共马桶会传染上性病。

但是，根据性病病原体体外的存活时间，理论上有传染性病的可能性。

迄今，坐公共马桶会可以传染性病依然存在争议，2015 年，美国大众医疗新闻网站发表文章称："公共马桶传染性病的说法根本不可能存在，因为像马桶这样坚固的表面是不利于性病传播的。"不过，调查显示，美国有 74% 的人相信马桶会传播性病。

美国大众医疗新闻网站的这篇文章引发轩然大波，在中国，无数医生参与了这个话题的讨论，部分医生坚持自己的观点：能通过接触传染的皮肤癣、浅表真菌等皮肤病，以及淋病、梅毒、尖锐湿疣等性病，都有可能通过公共马桶传染。

但是，仔细琢磨一下，坐公共马桶时，是皮肤较厚的腿部、臀部与马桶圈接触，客观上几乎规避了性病传染的可能。

其实，最让人担心的，是屁股溅水。

屁股溅水是常见现象，尤其是价格低廉的国产马桶，而在冲马桶时，有喷嚏效应，科学家作了一些有趣的研究：溅起的肉眼看不见的小粪便颗粒可以高达 10 米，所以冲马桶时一定要盖上马桶盖。溅到隐私部位了，是不是会增加感染的概率呢？

先看看粪便的细菌、病毒组成：

以大肠为中心，寄生了 100 多种细菌，数量超过了 100 万亿个肠内细菌。肠内细菌分为有益细菌和有害细菌，有益细菌可以帮助人们维持健康，与阴道的菌群有些相似，最重要的是乳酸杆菌。有害菌群呢？譬如致病的大肠杆菌、沙门氏菌、金黄色葡萄球菌等。

所以肯定会增加感染概率，不过有迅速补救的方法：马上洗屁股、外生殖器。

男性清洗的方法很简单：清水＋沐浴露。女性阴道内环境呈酸性，有以乳酸杆菌为主的大量菌群，彼此之间相互制约，维持内环境稳定，而大部分沐浴露是碱性，不要在阴道口和周围涂抹太多沐浴露，以免破坏阴道内环境，出现异味、诱发阴道炎，沐浴露简单涂抹，然后迅速用温水冲洗。

旗帜鲜明地表明观点，我并不认为坐公共马桶会传染性病。

其实公共卫生间里的其他东西，譬如马桶冲水按钮、门把手、水龙头、纸巾机等，都比马桶圈脏得多，别不相信，这是严谨的医学试验得出的结论。

去了公共卫生间、用了公共马桶，最应该做的事情是什么？

答：洗手。

洗手不是蜻蜓点水，得仔细洗。

那天是我玩得很不爽的一天，我们总会经历悲伤，然后慢慢长大，那些让我们流泪的东西，最后都由时间告诉我们，哭过的眼睛看世界更清楚。

现在的铁哥，是我最好的朋友之一，但凡有泌尿外科和男科学问题，绝对第一时间向我咨询。

3. 我是神医，绝对不是瞎猫

2009 年的 4 月，我作为特邀写手参与了汶川大地震一周年祭的采访工作，去了震中映秀、水磨古镇、汶川县城、萝卜寨等许多重灾区考察，连绵不尽的裸露着的山体，依然混浊的奔溅的岷江，都给我极大的视觉冲击，辗转在不同的灾区里、不同的人群中，曾经秀美的崇山峻岭、曾经清澈的母亲河，记录了大地震的血泪细节，为生者庆幸，为死者扼腕，祭奠，是因为我们不想忘记。

半月后回到成都，4 月底的一个下午正在整理资料，准备写成内参，本院皮肤科吴医生电话我："下哥，我有一哥们，尿道炎迁延不愈，麻烦你给看看。"

这是一次很滑稽的会诊，地点在医院旁边的一座茶楼，吴医生手里拿着一叠病历，汇报病史的不是病人，而是病人麾下的一名小弟。

我不悦："病人呢？"

小弟忙不迭地道歉："你正对面坐着的就是我老大，他日理万机，在与水磨古镇的相关领导讨论灾后天然气工程的援建。"

眼光扫描过去，他的老板除了拥有一副彪悍的身躯，上帝还另外配送了一张每次都引起人民警察高度警惕的霸气面容。

病人不愿意与医生面对面，按道理我应该拂袖而去，不过念及病人对灾区人民的一片赤子之心，敷衍一下了事。

病人的主要症状是尿道口分泌物伴轻微尿痛，无明显尿频、尿急，尿常规提示白细胞增多，淋球菌、衣原体、支原体检测均阴性，去了成都市内数家三甲医院，均诊断为急性尿道炎，用了左氧氟沙星、头孢曲松钠双联抗菌素静脉输液一周，一点效果没有，改用阿奇霉素口服一周，症状依旧不见丝毫好转。

突然有些明白病人的心境了，行走拥挤的街头，凌厉的江湖大哥风范一览无余，要钱有钱要人有人，偏偏患了该死的尿道炎，就算老子有不洁性行为，也不至于四处求医却毫无起色。大抵是他的朋友固执地推荐了小有名气的下水道老师，心存疑惑地试试而已。瞄眼过来下老师偏偏是走路重心偏低的鸟样，面对面问诊的程序也免了。

我的脑海里迅速掠过尿道炎的各种知识，对病人的小弟说："买一盒盐酸米诺环素胶囊试试。"

对医患关系来说，病情不能正常交流，治疗更是无从谈起。延伸到人际关系上，灵魂不能平起平坐，感情自然无处栖息。

我起身告辞，中间人吴医生送我到门口，问我："你肯定他是非淋菌性尿道炎？"

我回答："经验告诉我，肯定是。"

非淋菌性尿道炎是由性接触传染的一种尿道炎，尿道或宫颈分泌物涂片或培养可以查到沙眼衣原体或解脲支原体、人型支原体等多种特异性微生物。

非特异性尿道炎与淋病一样，多发生于青年性旺盛期，在欧美已超过淋病，居性传播疾病发病率的首位；在我国，也呈逐年递增趋势，成为第一名指日可待。

特别需要说明的是，非淋菌性尿道炎病人中，女性是男性的 4 倍左右，其中 75% 的非淋菌性尿道（宫颈）炎无临床症状，成为病原携带者及传播来源，这是目前非淋菌性尿道炎防不胜防的最重要原因。

我倒是强烈建议将女性的支原体及衣原体检查列入常规体检项目。非淋菌性尿道炎发病缓慢，症状轻，不容易受到重视。引起非淋菌性尿道炎的病原体可持续存在数月之久，且治疗需要较长时间。未正规用药后有并发症者，可长期带菌。性交时不用阴茎套，也造成了非淋菌尿道炎的不断扩大流行。

非淋菌性尿道炎潜伏期为 1 ～ 3 周，起病不如淋病急，症状拖延，时轻时重，但比淋病轻。约 50% 的病人有尿痛、尿道痒等症状。初诊时很容易被漏诊。男性非淋菌性尿道炎表现为尿道不适、发痒、烧灼感或刺疼，尿道红肿，尿道分泌物多为浆液状、稀薄、晨起有"糊口"现象等。依靠涂片及培养可以明确诊断，部分病人涂片及培养依然为阴性。

五天之后，吴医生再次电话我："病人要见你。"

我知道并非瞎猫遇到死耗子，病人在服用盐酸米诺环素胶囊之后症状得到明显缓解，他突然醍醐灌顶，原来真的遇到药到病除的神医了，后悔是后知后觉的家常便饭，无论如何，得为当初的无理及冒失表示歉意，对良好的治疗效果表示谢意。

我去还是不去呢？

去，干吗不去，顺便教育一下不懂得尊重医生的人。当然还有一个不方便说出口的原因——虚荣心，接受一位大老板的膜拜。

酒席安排在成都市颇具名望的"茅屋"餐厅，还是先前的四人，点的菜品很精致，气氛融洽，与所有劫后余生的感觉一样，一切繁复的表象已经褪去，一切喧嚣的浮世变得静好。

老板姓周，年方 38 岁，不到 40 岁就身家十余亿，算非常成功的青年才俊了。

聊天还是以病为主题。

周老板不耻下问："为什么我用了那么多药都毫无效果？为什么盐酸米诺环素胶囊能够立竿见影？"

其实非淋菌性尿道炎的治疗非常简单，非淋菌性尿道炎确诊后，根据病原体及药敏试验采用抗生素治疗，强调连续不间断用药，要规则、定量、彻底。

有三大类药物对非淋菌性尿道炎的治疗效果较好。

第一，大环内酯类，以阿奇霉素为代表；第二，喹诺酮类，就是药名后面带沙星的一类药品；第三，四环素类，以盐酸米诺环素胶囊为代表。

周老板起初治疗效果不好，考虑有两大因素。其一，诊断模棱两可；尿道分泌物中没有查见衣原体、支原体，医生只给了一个急性尿道炎的诊断，在非淋菌性尿道炎的病人中，有部分病人查不到病原体。其二，选用的药物对病原体有耐药性。所以医生虽然用了双联、大剂量的抗菌素静脉输液，好像凝神静气攒足了一拳头的力气与病原体作战，铆足了劲打出去，才发现，自己打的根本是一团棉花，软绵绵的，这一拳对对方毫无杀伤力。

而选用盐酸米诺环素胶囊的原因是该药极少产生耐药性，我也就试试，抱七成希望，却百分百给力。

周老板的眼神里充满佩服："怎么才算治愈呢？"

我欣慰地笑了："治愈标准有三条：临床症状消失 1 周以上；尿沉渣镜检阴性；尿道或宫颈涂片及培养阴性。对于你，因为一直没有查见病原体，符合前两条就行。"

没有后顾之忧的周老板终于如释重负，知道我刚从汶川回来不久，话锋一转，与我讨论起汶川大地震，并打开随身携带的笔记本电脑，里面有他援建的灾区项目，一页一页的PPT，翻阅着给我看。

我依然笑着回应："人品，不只是宏观上的道德，还有细节上的温度。"

4. 性病犹如盛开在身体上的罂粟花

大学刚毕业没多久，我认识了老黄。

老黄是一个精明的生意人，在 20 世纪 90 年代的广西北海大开发中狠狠地赚了一笔，而且及时撤资退出，没有受到后来经济强行着陆的冲击。

他的年龄比我还大，一直没有结婚，在两性关系上的表现，老成持重，异常小心。

老黄毕业于某名牌大学，有自己经营多年的效益不错的公司，加上侧面像赵忠祥、正面像万梓良的长相，身边经常是美女簇拥，绝对的钻石王老五。

有一天老黄垂头丧气地找我来了，他的丁丁上盛开了几朵"娇艳的花"。这是什么鬼？我给他做了一个简单的醋酸白试验，诊断为尖锐湿疣。

我有点幸灾乐祸，外面的世界很精彩，外面的世界很复杂，虽然说那些在岁月中步履不停的人，注定能在时光的沙滩上捡到更多的贝壳。但更要记住：世界上没有一击即中的枪王，只有用无数发子弹射出来的百步穿杨。

他对我的诊断充满了疑惑，为什么戴了避孕套也会感染上尖锐湿疣呢？

看看 2016 年底发布的《中国女性性爱白皮书》，中国成年女性（其中包括女大学生），开房比例高达 27.3%，而另外一项调查表明，男性开房比例超过 50%，在开房蔚然成风的当下，谁也不能保证自己能够在性传播疾病面前全身而退。

戴避孕套可以百分百地预防性传播疾病吗？答案是否定的！

避孕套是预防性病最有效的武器装备，为什么不能百分百保证预防性病的传播呢？

主要原因：

天然乳胶避孕套上有许多直径在 120 纳米以上的小孔，只能对直径类似于男性精子大小的颗粒（直径约 3000 纳米）进行有效阻隔，对于直径小于 120 纳米的颗粒不能完全阻隔，譬如艾滋病病毒、人类乳头瘤病毒（HPV）等，有穿透乳胶避孕套的危险。不过，随着避孕套生产技术的进步，避孕套的质量越来越好，记住，一分钱一分货，推荐名牌避孕套，譬如杜蕾斯、杰士邦、冈本等。

部分性病病原体可能从阴茎、阴道以外的病损部位排出，譬如 HPV、HSV（疱疹病毒）、梅毒的硬下疳等，避孕套不能完全遮盖潜伏感染和易感部位；而在性交过程中，生殖器分泌物可能抛洒在身体其他部位导致感染。

还有就是性交过程中的避孕套破损。

2011 年 7 月，美国卫生和人类服务部（HHS）发出警告：没有证据表明避孕套能够预防大多数性传播疾病。

美国著名医学教授考本说：作为医生，我所能开出的避免性病的最后处方，是禁欲直到结婚，并且终身和一位没有感染性病的配偶保持一夫一妻关系。

我赞同一种说法：避孕套不能完全等同于安全套。但是，避孕套能够预防95％以上的性传播疾病。

老黄对天长叹：我太倒霉了。

尖锐湿疣是一种常见的性传播疾病，发病率近年来迅猛增加，这种疾病不但治疗麻烦，容易复发，而且久治不愈还有癌变的可能。所以得了尖锐湿疣的人，惶惶不可终日，大多数伴有焦虑情绪。

尖锐湿疣的发病率高、危害性大，是最常见的性病之一。而对于这种疾病的了解，人们知之甚少。不少人发现生殖器长了新生物会非常恐慌，加上一些不良民营医院的医生的胡乱治疗，更让人寝食难安。

尖锐湿疣主要是由低危型的人类乳头瘤病毒（HPV6、HPV11型等）感染所致的以肛门生殖器部位增生性损害为主要表现的性传播疾病，在中国的性传播疾病排行榜上高居第三。大多发生于18～50岁的中青年人，经过半个月大约至8个月，平均为3个月的潜伏期后发病。

临床表现：好发于生殖器、肛周，大多无自觉症状，初发的皮损为小而柔软的淡红色丘疹，米粒大小，逐渐增大，数量也逐渐增多，最终演变成乳头状、菜花状、鸡冠样的赘生物。

尖锐湿疣的传播方式主要有三种：

（1）性接触传染。为最主要的传播途径。本病在性关系混乱的人群中容易发生。

（2）间接接触传染。少部分患者可因接触病人使用过的物品传播而发病，如内衣、内裤、浴巾、澡盆、马桶圈等。

（3）母婴传播。分娩过程中通过产道传播而发生婴儿的喉乳头瘤病等。

老黄还在为自己鸣冤叫屈："可能是住酒店传染的吧？"

不是完全没有这种可能，HPV病毒相对顽强，能耐受干燥，在40℃以下可存活几天，但55～60℃时HPV病毒发生变质，大部分的消毒剂都可以杀灭体外的HPV，被污染的衣物及物品可用消毒剂浸泡或高温煮沸。

我认真地叮嘱老黄："以后住酒店，第一件事是检查床单更换没有，一般来说，五星级酒店的床单天天都要更换，别用间接接触传染来作为借口。"

并非生殖器、会阴部、肛周出现的所有新生物都是尖锐湿疣，需要鉴别的疾病有哪些呢？

首先是珍珠样丘疹和皮脂腺异位症，前者发病率甚高，成年男性中为20%～40%不等，发病原因不明，估计与包皮过长、慢性炎症刺激有关；后者为皮脂腺发育的生理性变化及皮脂腺增生。两种疾病都没有传染性及危害，不需要治疗，实在觉得难看了，可激光或电灼。

这两种疾病，只要去不良民营医院，绝对被忽悠成尖锐湿疣。

还有一种疾病需要特别留意，传染性软疣，是由传染性软疣病毒感染引发的一种传染性皮肤病。好发于儿童及青年人，潜伏期14天到6个月。皮损初起为白色、半球形丘疹，逐渐增大至5～10毫米，中央微凹如脐窝，有蜡样光泽，挑破顶端后，可挤出白色乳酪样物质，称为软疣小体。皮损数目不定，或散在，或簇集，一般互不融合。可发生于身体任何部位，但最常见于颈部、躯干、下腹部及外生殖器部位。多数情况下6～9个月后皮损可自行消退，一般不留瘢痕。

处理方法很简单，碘酒消毒软疣部位，针头挑开疣体，挤出白色乳酪样物质，很快痊愈。

对于女性，有一种疾病叫女性假性湿疣，又称女阴尖锐湿疣样丘疹，多见于青壮年。皮疹位于两侧小阴唇内侧面，为群集不融合的鱼籽状或息肉状小丘疹，触之有颗粒感或柔软感，淡红色，较潮湿，一般无自觉症状。

女性假性湿疣没有危害，不需要治疗。

尖锐湿疣应该怎么治疗呢？

手术，可激光、电灼、冷冻，效果立竿见影，但复发率超高，一次手术能够治愈成功的很少，典型的"野火烧不尽，春风吹又生"。复发了，继续一而再，再而三地行激光、电灼等手术方式，直到疣体不再长出来为止。一般来说，尖锐湿疣复发最常出现于治疗后3个月内，随着时间的延长，病人传染性降低，复发的可能性也降低。患者经治疗后6个月不复发，算临床治愈。治疗后一年不复发，以后几乎不会复发了。

至于用药，迄今尚无可以直接杀死HPV病毒的药物，对譬如提高免疫能力的干扰素、胸腺肽等，多数医生持保留意见，因为作用不是太大。我的建议：不推荐使用昂贵的免疫增强剂。部分民营医院宣传的排毒疗法，本质上是一场骗局，骗钱，是他们的终极目标。

另外一种治疗方法，外用药物，最常用的是鬼臼霉素溶液，具有操作简便、性价比高、减少复发率的优点。

具体使用方法：涂药前先用碘酒消毒皮损部位及其周围皮肤，然后用特制药签将药液涂于疣体处，涂遍疣体，不需重复并尽量避免药液接触正常皮肤和黏膜。用药总量不超过0.5毫升，涂药后暴露患处使药液干燥。每天用药2次，连续3天，停药观察4天为一疗程。如病灶尚有残留可重复一个疗程，但最多不超过三个疗程。

我遵循老黄的意见："你想采用什么治疗方法？"

他认真地想了一下，主动要求手术，因为手术的最大优点是立竿见影，他一秒钟也不能够容忍那几朵娇艳的花在生殖器上继续绽放，长袖翩翩，舞尽荒唐年华。

2017 年内，我先后为老黄做了三次电灼去除疣体手术，总算痊愈了。

HPV 四价疫苗在中国上市后，老黄兴致勃勃地给我打电话："听说四价 HPV 疫苗可以预防尖锐湿疣，我可以去接种吗？"

我耐心向老黄解释：目前全球有三种 HPV 疫苗，先明确一下二价、四价和九价 HPV 疫苗的定义。

二价：可以预防由 HPV16 和 HPV18 型病变引起的宫颈癌，能预防 70% 的宫颈癌。

四价：可以预防 6、11、16、18 型 HPV。HPV6 和 HPV11 不属于宫颈癌高危型 HPV 病毒，它们可以引起尖锐湿疣、外阴癌、口咽癌，不过，还是只能预防 70% 的宫颈癌和一部分尖锐湿疣、外阴癌、口咽癌。

九价：针对 HPV6、11、16、18、31、33、45、52、58 九种亚型，能预防 90% 的宫颈癌和大多数尖锐湿疣、外阴癌、口咽癌。

显而易见，九价最优秀，可惜在内地没有上市，得去香港接种疫苗。HPV 疫苗，主要针对女性，但男性也可以接种 HPV 疫苗，用于预防尖锐湿疣、口咽癌。至于接种 HPV 疫苗的年龄，并不绝对，一般认为，HPV 疫苗最佳开始接种年龄是 11 ～ 12 岁。美国人推荐是 9 ～ 26 岁；全球范围内一般认为可以在 9 ～ 45 岁之间；日前获准在中国上市的二价疫苗推荐为 9 ～ 25 岁的女性接种。

男性呢，接种年龄和女性是一样的。

适合接种 HPV 疫苗的年龄，各个国家，或者同一国家的不同机构建议都不一样，为什么美国多数专家建议 11 ～ 12 岁是最佳接种年龄？因为在美国，中学生的性生活随时都有可能发生。其实在中国，何尝不是如此呢？

简而言之，不管是二价、四价和九价 HPV 疫苗，9 ～ 45 岁之间都可以接种，不要太拘泥于年龄，超过 45 岁，就没有必要了，性价比极低极低。

但也有超过 45 岁的女性、男性专程赴香港接种 HPV 九价疫苗的（我的一个 48 岁的女性朋友就义无反顾地去了），第一，不能说完全没有一丁点作用；第二，有钱任性。

最后我叮嘱老黄："你已经 52 岁了，完全没有接种 HPV 疫苗的必要。"

电话里，老黄回答："知道了。"

语气很幽怨、很失望，其实，只要洁身自好，一切繁复的表象终将褪去，一切喧嚣的浮世会静好如初。

5. 杜绝性病反复发作的可能性

这是一个悲伤的故事，记忆永远抹之不去。

2013 年 12 月底，很冷，我的诊室门口站了三个衣衫褴褛的人。

病人姓阿措,16 岁，彝族，脸色暗淡，来自距离成都 400 多公里的凉山州。陪他一起来看病的是他的父母，粗糙的手爬满了一条条蚯蚓似的血管，饱经风霜的脸上刻满了皱纹，记载着生活的千辛万苦。

阿措在成都打工半年，患上了生殖器疱疹，在成都某男科医院，花费了 2 万多元，症状经常复发。阿措是家中独子，有 5 个妹妹，被父母寄予厚望，为了治疗阿措的病，父母不惜以 2 万元贱卖了大山里的房子，另外搭了一个草棚，除了阿措，七口人挤在草棚里风餐露宿。

我很震惊，仔细询问阿措的病史。

阿措初来成都，与一帮来自四川各地的打工仔住在城郊接合部简陋的一排临租屋里。由于生活不检点，阿措的生殖器上长了一排水疱，他不知道水疱是什么东西，挑破了，继发感染。工友介绍他去了男科医院，经过三天的治疗，症状稍有缓解，但不断坐地起价的高昂费用让他承受不起，他终于告诉了他的父母。

生活在社会底层的少年，除了肉体上的胡作非为，并没有其他的力量。仅仅一次胡作非为，却害得家破人亡。

而在性经验方面，本来应该是"桃李春风一杯酒，江湖夜雨十年灯"。结果呢，这场疾病，泯灭了阿措的所有情欲。

与阿措和他目不识丁的父母的交流非常困难，我用尽九牛二虎之力，总算交代清楚了生殖器疱疹的基本知识。

生殖器疱疹是由单纯疱疹病毒感染肛门、生殖器的皮肤黏膜后，引起的一种水疱、溃疡、炎症性疾病，属于性传播疾病。单纯疱疹病毒分为Ⅰ型和Ⅱ型，以往认为，生殖器疱疹仅由Ⅱ型病毒引起，Ⅰ型病毒只会导致口唇或颜面部的疱疹（俗称"火气"）。但近年来发现，随着人们性行为方式的改变，尤其是口交行为的增多，Ⅰ型病毒引起的生殖器疱疹正在逐日上升。同样，Ⅱ型病毒引起的口唇疱疹亦有报道。目前在西方国家，生殖器疱疹是最常见的性病之一，发病率仅次于非淋菌性尿道炎和淋病，其中10%～40%的患者由Ⅰ型病毒引起。

生殖器疱疹给患者带来了巨大的身心痛苦，生活质量和人际交往能力降低。生殖器疱疹可以引起播散性疱疹、疱疹性脑膜炎、前列腺炎、直肠炎、盆腔炎、脊髓神经根疾病等一系列并发症。如果孕妇感染该病，还可引起流产、早产、死胎及病死率极高的新生儿疱疹。在艾滋病流行的地区，生殖器疱疹还会增加感染艾滋病病毒的风险。

生殖器疱疹的临床表现多种多样，可以是典型的肛门、生殖器部位的集簇性水疱、脓疱或溃疡，亦可以是红斑、丘疹、硬结、疖肿及类似损伤的线状小溃疡等不典型表现，但没有上述皮肤表现者更为常见。患者常自觉局部皮肤疼痛、瘙痒、烧灼感，可伴有尿痛、尿道炎和腹股沟淋巴结肿大、发热、乏力、肌肉疼痛、全身不适等。

初次发病者症状较为明显，复发时较轻微，多能自行痊愈。一般而言，有症状时传染性强，无症状时传染性轻。

病史和临床表现可以帮助医生初步诊断，遇到典型的病例，医生可以马上下诊断，但是病毒培养是诊断的金标准，即从水疱底取材（女性可从宫颈部位取材），作组织培养分离病毒，因为所需技术条件高，许多医院甚至三甲医院也没有开展此项检查，直接检测病毒抗原及涂片检查有助于诊断。

治疗其实非常简单，目前有多种有效的抗疱疹病毒药物投入临床，如阿昔洛韦、万乃洛韦、伐昔洛韦等。通过药物治疗，可以缩短病程，促进皮损愈合，减少病毒排放，降低传染性，甚至阻止潜伏感染的建立而防止复发。令人欣喜的是，国外预防生殖器疱疹感染的疫苗研究已取得重大进展，并试用于临床。但对于已感染的生殖器疱疹，疫苗不起作用。要根治生殖器疱疹，关键在于彻底清除潜伏在神经根中的病毒。许多临床医生和科学家正在寻求各种方法，但实现这一目标的路还很长，因此，远离传染源方为上策。

阿措羞涩地问："为什么这病要反复复发呢？"

肛门、生殖器部位感染生殖器疱疹病毒后，病毒可沿感觉神经上行，并潜伏在骶神经根内，称为潜伏感染。遇到一定的诱发因素，如劳累、性生活、感冒、发热、月经、精神紧张及生殖器局部皮肤的摩擦损伤，就死灰复燃了。

对大多数病人来说，生殖器疱疹是一种反复发作的终身性疾病，其中

Ⅰ型疱疹病毒感染者复发的机会较小。首次发病就及时接受正规治疗的话，才有可能治愈。

我反复向阿措强调：对大多数病人来说，生殖器疱疹是一种反复发作的终身性疾病，尤其是Ⅱ型疱疹病毒引发的生殖器疱疹，超过98%的患者成为终身性疾病。

所以，阿措必须做好与生殖器疱疹终身相伴的准备，没有症状，不需要特殊治疗；出现症状，服用阿昔洛韦就可以了，阿昔洛韦很便宜，一盒药才十几元钱。

阿措的父母凝视着我："男科医院为什么收费那么贵？"

网络用搜索引擎搜索关键词"性病"，出来的是铺天盖地的男科医院的广告，要从里面找出靠谱的公立医院的名录，颇费周折。为啥？搜索引擎竞价排名的"中国特色"，而对星罗棋布于中国各地的男科医院来说，它们推销的是类似于骗局的服务。

我叮嘱阿措："去找男科医院退还所有治疗费用。"

阿措摇头："不会退吧。"

我给阿措留了电话，斩钉截铁地告诉阿措："放心吧，你明天一大早去男科医院，医院肯定把骗你的钱如数退还。"

是的，冬天的凛冽中我不再沉默，阿措和他的父母走了，我立即发了一条微博，直接点名那家男科医院：网友恶搞孟子：富贵不？能淫；贫贱不？能移；威武不？能屈。耐人寻味，有钱能使鬼推磨，虚假医药广告及乱七八糟的诊疗手段成了男科医院疯狂敛财的方式，财富的一骑绝尘，让男科医院从粗蠢的毛毛虫蜕变成翩翩的蝴蝶，但蝴蝶的寿命不长，褪去了美丽的羽毛，我诅咒你们快去死。

十分钟后，男性医院的私信来了，要求我删除微博。

我愿意删除，但删除的前提条件是，退还阿措的所有治疗费用。

第二天中午，收到阿措的短信：谢谢你，下叔叔！

第十三章

好膀胱
是怎样养成的?

1. 膀胱炎也可能会有血尿

2012 年盛夏的一个星期五，都下午五点半了，好朋友陈眼镜给我打来电话，赶紧去玉林"快乐老家"吃火锅。

那天我做了好几个手术，刚刚收拾妥帖准备回家，疲倦得很，真不想去。陈眼镜不依不饶。我对腰缠万贯、生活乏味、且行且觅的陈眼镜充满了同情，这厮嘴拙，尤其是与女友约会时，必须需要我的协助，酒至微醺，我的草根语录自然成了活跃气氛的味精，味精吃多了不好，味精的主要成分是谷氨酸钠，在消化过程中转变为一种抑制性神经介质，于是副作用来了，眩晕、头痛、嗜睡。

我去了，他的女友像林志玲，嗲声嗲气兼略带忧郁的形象瞬间俘获了我的心，我的多巴胺分泌变得不厚道起来，反正我喝了好多原浆啤酒，那啤酒贼贵，后劲大，搞得陈眼镜成了聚餐的配角，整个晚上都是我在纵横捭阖。

饭局结束后去玉林步行街的小酒吧接着喝，终于我不胜酒力了，陈眼镜逼着我打的回家，话别时，我不怀好意地告诫他："找不到对的人，最大原因是改不掉错的自己，你要好好努力哟。"我清晰地记得陈眼镜幽怨的表情。

回家哼着小曲在卫生间方便了一下，倒头便呼呼大睡。

翌日起床后第一件事照例是掀开马桶排毒养颜，眼前的一幕让我五雷轰顶，马桶池里是洗肉水一般的红色。

昨晚确实喝高了，来也匆匆去没冲冲，这不就是血尿吗？

我收集了一小瓶马桶池里的宿尿后开始排尿，观察晨尿及体会排尿时的症状，全程血尿，尿液颜色较昨晚变浅，没有血凝块，没有尿频、尿急、尿痛及身体其他部位疼痛。

突然想起肾癌及膀胱癌的经典主诉：无痛性血尿。

好歹还我算年富力强，45 岁就癌症缠身，是不是太早了？

明朝李梦阳《梅山先生墓志铭》有段话："孙时有绵疾，吾医之立愈。谚曰，卢医不自医。诚自医之，黄岐扁佗至今存可也。"

这是对医生患病时的经典描述，医不自医，说的是医生对病人的病情分析得头头是道，对自己的病情反倒是模棱两可了。哎呀，不能乱了方寸，我必须沉静下来，慢慢梳理思路。

服用某些药物或食物时尿液可呈红色，如利福平、氨基比林、胡萝卜等，可以排除。

肉眼血尿几乎都存在泌尿系病变，我肯定有病。

2. 膀胱镜检是金标准

初始血尿提示尿道、前列腺或膀胱颈出血；终末血尿提示病变，病变位于膀胱三角区、膀胱颈或后尿道；全程血尿提示出血来自膀胱或膀胱以上尿路（譬如肾）。

血尿伴肾绞痛考虑上尿路梗阻，多为结石；伴上腹部包块多为肾肿瘤、肾积水、肾囊肿或肾下垂。无痛性血尿，高度警惕泌尿系恶性肿瘤。

全身疾病，如糖尿病、血液系统疾病也可以发生血尿。

原因不明的血尿称为特发性血尿，约占血尿患者的20%，可能的原因包括肾血管畸形、微结石或结晶、肾乳头坏死。

怕个毛啊，先去住院再说，对全身做全方位的检查，一定要找出血尿元凶！

下老师血尿，全科室自然风声鹤唳，尽管是周末，医生几乎悉数到齐，年轻的博士、硕士鞍前马后，为我安排入院。

在一床难求的泌尿外科，主任及护士长硬是给我腾出了一间干部病房，病房条件不错，有冰箱、微波炉，比普通的商务酒店条件还好，最让我满意的有一点：病房在医生值班室对面，可以收到 Wi-Fi 信号。

躺在病床上的我百感交集，徇私兼舞弊，我的人生终于第一次享受到了干部待遇。

两天的尿液分别送检，泌尿系彩超、泌尿系 MRI（核磁共振）当天雷厉风行地完成，结果颇令人纠结，尿液里查见大量红细胞及少许蛋白，MRI 提示膀胱部分黏膜欠光滑。

那究竟是啥病呢？

我的结拜兄弟，武汉同济医院泌尿外科主任王少刚教授恰好给我打电话："下周在四川阆中有一个泌尿外科学术会，你也来参加吧，我们哥俩把酒言欢。"

我向少刚教授添油加醋地描述我的病情，说："哥子个欢啊，你来成都看我就行。"

少刚教授在电话里沉默了半天："我把我的专题讲座推了？"

我爽朗地笑："吓唬你的，开完会你再来吧。"

接下来有一项至关重要的检查，膀胱镜，这检查我为别人做得多，少说也有几千例。印象最深刻的有一次，十多年前的一个下午，我为郊县来蓉看病的农民做膀胱镜检，陪伴他的是不谙世事的四岁多的儿子，我一气呵成地做完检查，农民面色苍白，一瘸一拐地出去，下午六点下班，发现农民躺在外科大楼底楼的角落里，依然痛得不行，儿子正在喂他面包，我立即为他们叫了两份盒饭。恻隐之心，仁之端也，我知道了诊疗过程中应该更好地呵护病人。

轮到我做，我有些害怕。

主任耐心征求我的意见，我强烈要求在全麻下进行，膀胱镜鞘太粗了，从我的尿道插进去好恐怖，用比镜鞘直径小了一半以上的输尿管镜取而代之。

之后的周一，我脱了裤子光着屁股躺在检查台上，耀眼的截石位，丙泊酚开始静脉引导麻醉了，爱徒小赖在一旁开着玩笑："老师，你的姿态好美。"

我有气无力地回答："查出来是癌症，天生丽质的丁丁就报废了。"

哇，真舒服，丙泊酚不愧是幸福牛奶，我与陈眼镜微信摇出来的美女在四川电视台的旋转餐厅里享受烛光晚餐，马上要亲嘴了，麻醉师的声音在耳边响起："老师，醒醒。"

为我行镜检的主任拍打着我的脸："不是癌症，是慢性非细菌性膀胱炎。"

我没有窃喜，心底倒是泛起一阵失望，为什么不是病入膏肓的癌症呢？是癌症多好，如果确诊为癌症，我准备死前召开一个"缅怀下水道同志追思会"，邀请各路朋友及领导参加，暗暗估算，这个多戾的世界究竟有多少人爱我？撒手人寰时究竟有多少人给我送花圈？

小赖把一个 U 盘交给我，里面是镜检的视频资料。

视频表现趋向于间质性膀胱炎，镜检提示膀胱黏膜广泛充血，三角区黏膜有少许滤泡状改变，膀胱水扩张试验有弥漫性黏膜点状出血，三角区黏膜取了一块组织送活检。

疑虑来了，我压根没有任何膀胱刺激症状（尿频、尿急、尿痛）及疼痛（耻骨上区痛、会阴部及阴茎痛、性交痛）。

病检提示：移行细胞非典型增生。

是间质性膀胱炎，还是腺性膀胱炎？

膀胱炎大抵可分为：

（1）性膀胱炎：慢性非细菌性炎症，以尿频、尿急、夜尿及盆腔疼痛为主要表现，以膀胱镜检查时的膀胱水扩张作为诊断的金标准，但并非绝对。

（2）特异性膀胱炎：包括细菌感染引起的急性及慢性膀胱炎。

（3）异性膀胱炎：包括结核性膀胱炎、放射性膀胱炎、腺性膀胱炎等。

在阆中举行的全国泌尿外科学术会如期举行，我叮嘱去开会的小赖，将我的镜检视频资料交大专家们讨论。

少刚教授组织了同济医院、华西医院、北京医院、解放军总医院的专家们集体观看镜检视频，诊断为间质性膀胱炎。

3. 喝水养膀胱

华西医院泌尿外科副主任王坤杰教授开会回蓉后特意为我安排了尿 FISH 检查，即利用荧光原位杂交检测尿脱落细胞里的染色体畸变，排除癌症，无异常发现。

如何治疗呢?

多饮水；戒酒；清淡饮食；多锻炼，早睡早起，养成良好生活习惯。

镜检后的前两天有点难受，尤其是排尿的终末期，痛得钻心。检查后的第二天我去公共厕所，看旁边无人，一把鼻涕一把泪地呻吟起来，运气太霉了，一泡鼻涕正好滴在我的生殖器上，就在我掏出卫生纸来擦拭时，一群人进来了，看着他们异样的目光，我难堪死了，因为我根本没有办法解释说我没有手淫。

其实我对自己的身体并不是太爱惜，偶尔喝酒偶尔熬夜，膀胱炎也一直与我如影随形，每一次尿液分析，结果总是明镜高悬地提醒我：下医生，你有血尿。

20 多年前，吴炳泉教授任四川省泌尿外科专委会的副主任委员，是医院的大外科主任，他在一大堆毕业生中发现了贼眉鼠眼的我，大手一挥：小子，跟我干泌尿外科吧。

不知道什么原因，吴炳泉教授对我表现出了异乎寻常的关爱，几乎每一天，他会给我一张卡片，里面写满了泌尿外科疾病的最新诊疗进展，在他的言传身教之下，我的外科技艺渐长，连续三年的全院住院医师考试，我都以绝对优势名列第一。

真好，我的世界里最话痨的有三个人了：我妈、师父，还有隔壁王二的妹妹。

日子有条不紊，我在泌尿外科工作差不多两年了，1995 年 3 月的一个晚上，我腰间的 BP 机响个不停，师父呼我，我赶紧去街上找公用电话回过去："啥事？"

师父的语气很沮丧："你马上到我家里来。"

我去了，师父指着卫生间马桶里的血尿："看见了吧，我才排的，无痛性血尿，八九不离十，是膀胱癌引起。"

"为什么如此肯定？"我狐疑。

师父说："直觉。"

引起无痛性血尿的原因很多，如肾癌、膀胱癌、膀胱炎、肾实质疾病（肾炎、肾病）、全身性疾病（糖尿病、血液系统疾病）、原因不明的血尿（肾血管畸形、微结石等）。

膀胱癌是人类最常见的恶性肿瘤之一，在美国，膀胱癌是继前列腺癌、肺癌、直肠癌后排名第四的恶性肿瘤，比例为 5%～10%，女性的膀胱癌也不少见，在女性恶性肿瘤中排名第九。中国的情况大同小异，膀胱癌比前列腺癌更多见，而且膀胱癌发病率呈现逐年递增趋势，最新资料表明，近 15 年膀胱癌的增长速度为 68%。

膀胱癌的病因直到现在也不是完全清楚，比较明确的因素是接触了化学致癌物质与内源性色氨酸代谢异常，无疑穹顶之下的雾霾里充斥着大量诱发膀胱癌的致癌物。特别需要说明的是：吸烟者比不吸烟者，膀胱癌的发病率会高出 4 倍，真是一个令人瞠目结舌的数字。

师父烟瘾很大，未必因为这一点他断定自己是膀胱癌？

师父无奈地笑："傻瓜，告诉你一个金科玉律，搞啥专业的人最后都死于啥专业的病。"

这是师父特有的幽默方式，就像他铁定认为我是他的接班人，王八看绿豆，看对眼了什么问题都不是问题。这是个缺乏循证医学支持的笑话而已，如同我辜负了当初他对我的信任，没有在专业领域里继续高歌猛进。

翌日我们一起找到了华西医院院长唐孝达教授、华西医院泌尿外科主任杨宇如教授，唐院长雷厉风行的安排让所有检查一路通畅。

清晰地记得，膀胱镜检查是在 MRI 之前，杨宇如教授在简陋的膀胱镜室折腾了近 45 分钟，师父肿瘤的位置不好，位于膀胱颈左侧，那时没有软镜，取活检是一个艰难的任务。

泌尿系是一个管道系统，管道被覆盖的上皮统称为尿路上皮，也称为移行上皮，膀胱癌包括尿路上皮细胞癌（移性细胞癌）、鳞状细胞癌、腺癌等，其中的尿路上皮细胞癌占膀胱癌的 90% 以上。

综合活检、MRI 及其他检查结果，师父被确诊为膀胱癌，师父的情况不妙，为尿路上皮细胞癌，肿瘤细胞组织学分类归为 III 级，发展成浸润癌的可能性为 80%，肿瘤已经殃及膀胱周围组织，T3 期，需要行根治性膀胱切除术。

4. 养好膀胱不得癌

膀胱癌的首发症状是无痛性血尿，血尿的程度与肿瘤大小、数目、恶性程度并不完全一致，血块阻塞尿道内口可以导致尿潴留；肿瘤发展到一定程度，因为肿瘤坏死、溃疡、合并感染，出现尿频、尿急、尿痛等膀胱刺激症状。

成年男性尤其 40 岁以上，出现了无痛性血尿，首先应该考虑到膀胱肿瘤的可能，尿常规、尿液脱落细胞检查、泌尿系彩超、CT、MRI 等有助于明确诊断，但诊断的金标准依然是膀胱镜检查＋病理组织活检。

膀胱癌复发及进展与分级、分期、肿瘤多发病灶、肿瘤大小有关，不同肿瘤的生物学行为有较大的差异，医生会根据病人的具体情况采取不同的治疗方法。

除非是晚期膀胱癌伴全身多处转移而没有手术价值，或伴有严重的危及生命的合并症，膀胱癌最好的治疗方式依然是手术。

目前膀胱癌的诊断水平很高，多数膀胱癌的病人能够得到及时诊断，与我师父的病情不同，表浅性的膀胱癌占全部膀胱癌的 75% ~ 85%，手术方式采用经尿道膀胱肿瘤切除术（TURB），手术很简单，电切镜通过尿道进入膀胱，医生切除肉眼见到的肿瘤组织，直至露出正常的膀胱壁肌层，微创，是非常成熟的技术，病人痛苦很小。但是 TURB 术后有 10% ~ 70% 的病人会在 1 年内复发，术后 5 年内有 24% ~ 84% 的病人复发，所以术后会常规使用抗肿瘤药物进行膀胱灌注化疗，灌注时间因人而异，多为半年到一年。

建议术后病人每半年复查一次泌尿系彩超，必要时复查膀胱镜，肿瘤复发了怎么办？重新住院，再次行 TURB，再次术后抗肿瘤药物膀胱灌注，或者医生根据病人的肿瘤进展情况决定行根治性膀胱切除术等更积极的治疗。

为师父选择的手术方式是膀胱全切。直肠代膀胱，能够达到根治的目的；遗憾之处在于，排尿排大便的通道都改变了，直肠成为一个相对低压、可控的直肠储尿袋，通过肛门括约肌来控制尿液排出，大便就麻烦了，结肠腹壁造口，终身佩带一个集尿袋。

做手术的前一天，我坐在病房陪师父聊天，师父说冷，穿堂风呼啸而过，一直沉稳淡定、趣语间柔情尽显的师父仿佛苍老了十岁。

师娘去紧闭门窗，眼眶红红的，不忍卒睹的表情有任由缤纷花落的凄凉。

我抱住师父的头，有一份感情从未说出口，却在心底破茧而出。

第二天的手术阵容非常强大，唐孝达院长亲自坐镇指挥，杨宇如教授主刀，现任四川大学常务副校长李虹教授一助，我拉钩，四个小时之后，手术顺利结束。

术后第三天，我去取病理报告，报告很让人揪心，提示切除的尿道前列腺部远端也有癌细胞浸润。

我把真实的报告藏了起来，让病理科主任重新写了一份未见癌细胞浸润的报告，规规矩矩地夹在病历里。

师父见到病理报告挺开心，说手术根治很彻底，杨宇如教授不愧西南泌外第一刀。

浸润性膀胱癌行根治性膀胱切除术的预后，不同文献有不同的结果，大抵近一半的病人能够获得 5 ~ 10 年的生存期，更长时间的也比比皆是。

膀胱癌并不是一个可怕的疾病，随着腹腔镜、机器人技术在手术中的应用、化疗及放疗技术的进步，预后应该越来越好。

行之有效的预防膀胱癌的措施是多喝水，长时间慢性局部刺激是发生膀胱癌的主要原因之一，多喝水的目的是稀释尿液，减少尿液中潜在致癌物对膀胱壁的刺激。

从 1995 年到 2015 年,20 年过去了，春节前几天在菜市场，飞雨斜丝密织，有满头银发的两位老人在雨中蹒跚而行，湿了裤腿，长了老年斑的双手却紧紧地握在一起……

他是师父，她是师娘！

而在 2017 年 11 月，我亲爱的师父，四川省泌尿外科的开拓者之一吴炳泉教授与世长辞。

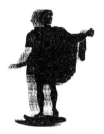

MEN

×

WOMEN

第十四章

好父亲
帮助孩子
性启蒙

1. "隐私感"是孩子的第一堂身体课

在北京见过著名妇产科医生章蓉娅七八次吧，第一次是在 2013 年底。真人比照片漂亮，低眉弄腮地翘起兰花指特有女人味，开口说话便露了原形，语速很快，大大咧咧的，所谓内心奔放、外表矜持的姑娘是男人身边的女神；所谓内心矜持、外表奔放的姑娘，都是男人身边的兄弟。看得出她与协和名医万教授的关系很好，嚷着要与老万分到同一个医疗小组时，老万必须给她更多的动手机会。她甚至毫不在意地与我挤在一条餐椅上，一边狠狠地拍打我的肩膀一边笑容可掬地寒暄："下水道，北京欢迎你。"

第一次见面之后，我回了成都，开始对这位性格阳光的"小兄弟"充满了好奇，愈加关注她的微博，每天都会点开她的主页，仅仅瞅瞅而已，据说两个人相处久了会达到莫名的表面的默契，譬如你不理我我也不理你，不转发不回复就是对这种关系的诠释。

2013 年 12 月 8 日，她在观看了当时如日中天的大型明星亲子旅行生存体验真人秀电视节目《爸爸去哪儿》后发出感慨："交换爸爸，非得逼着让小女孩和别人的爸爸睡，我心里不舒服，觉得哪里不对劲，有和我同感的吗？"并含蓄地批评："小孩子，从 3 岁开始就要培养性别意识和自我保护意识，不可以让家人以外的人随便亲亲随便摸摸，洗澡、上厕所应该由同性家长陪同，特别是女孩子，从小要教育不可以让叔叔脱裤子，让叔叔哄睡、换裤子这些行为已经背离了儿童行为教育的原则。"

微博惹来轩然大波，有一个加强团的水军兵力对她极尽辱骂之能事，我就奇了怪了，正确地引导儿童性教育何以背上骂名呢？不是章蓉娅说得不对，而是许多人的视野范围是一个半径为1米的圆，而他们称之为观点。

恰好在这场微博闹剧之前，我才对一名年轻的妈咪开了一个小讲座，大抵讲的是儿童必须告别穿开裆裤的日子。

就在这个时候，晶晶电话我，说带儿子来医院看病。

晶晶是我心中永远的痛，五年前我们在朋友的生日party上认识，当时她的身份是大学英语老师，大家都玩疯了，她满面潮红，盘着的发簪已经散落，一任黑亮柔顺的青丝飘逸，相貌中上，特温柔，很快我就迷上她了。

后来我们开始有了约会，她非常关心我，家里永远一尘不染，饭菜永远清香可口，可是，慢慢发现她有些古板，不许我抽烟，不许我喝酒，不许我与除她之外的任何女人接触，继续交往变得越来越累，维持不到三个月了，就分手了。

晶晶恬淡地接受了，不过，我始终怀有一分内疚。

她居然结婚有了儿子，好奇，或许还有那么点残存不舍的爱意，我在电话里回复她："不用在门诊日带儿子来看病了，人多，病情解释得不详细，你现在来，我在病房等你。"

不到一小时，她与她的儿子一起来了，她胖了一些，却显得更有风韵。儿子穿开裆裤，虎头虎脑的，很乖，我恨不得抽自己几个大嘴巴，要是当时慧眼识珠，生的该是我的儿子了。

我问她："孩子有啥问题？"

晶晶倒是落落大方："儿子 2 岁了，总爱玩生殖器，一直玩到勃起为止，都感染了好几次，多丢人啊，不会是什么病吧？"

其实许多穿开裆裤的 1 ～ 3 岁的小男孩，都有无意识玩生殖器的习惯，从出生到 1 岁左右属口欲期，孩子的兴趣表现在嘴唇和口腔活动上，婴儿吮吸母乳，吸收必需的营养，同时也获得快感。婴儿吃饱后的甜蜜入睡，与成年人获得性高潮后的入睡状态相似，他们经常从吹泡泡、咯咯发声、咀嚼东西等活动中取乐，还喜欢吮吸手指。2 岁或断奶以后，因为穿开裆裤的原因，他们对裤裆下的生殖器充满了好奇，玩生殖器更会产生快感，弗洛伊德认为婴幼期儿童性欲的表现主要是追求躯体方面所产生的快感，并无成年人的性意识和交媾意愿，这就是所谓的"自体性欲满足"。还有一种情况，尿液和包皮垢的刺激使生殖器发痒，他会去搔痒，没什么奇怪的。

怎么办呢？

我告诉晶晶："都 2 岁了，早不应该穿开裆裤，换成满裆裤可以解决问题。"

她继续问："男孩与女孩有啥区别？"

3 岁以前，男孩与女孩的身高和体重生长曲线没有差异，3 岁之后，同龄的男孩身高平均高出女孩 2 厘米，体重多出 500 ～ 800 克，区别在于男孩体内的雄激素使男孩发育更快，男孩的行为开始不同于女孩，性别的不同，注定了男孩比女孩更淘气，更具破坏力。

2 岁左右，大多数孩子能够分辨出自己的性别，他们百分百地接受了亲人们给予他们的性别信息，并主动做出符合他们性别的文化模式。男孩及女孩应该采取不同的教育与游戏方式。如果一个男孩用女孩的方式养育或者女孩用男孩的方式养育，孩子成年以后，或多或少会留下一些性别模糊的影子，甚至影响到他们的性取向。做父母的应该特别注意，除非万不得已，不要让孩子独自与家长以外的人一起睡觉、一起生活。

在欧美国家，婴幼儿没有穿开裆裤的习惯，婴幼儿也有属于自己的尊严和性隐私，就算不谙世事，平时绝对不能露出生殖器，即使家长为婴幼儿换洗衣裤是一件烦琐的任务。在中国，大家都觉得为婴幼儿穿开裆裤方便，穿满裆裤反而不正常了。

穿满裆裤的好处：保暖；美观；便于婴幼儿尽快建立性别意识；减少会阴部的感染机会，譬如尿道炎、包皮炎等；防止蚊虫叮咬，避免一些由蚊虫传播，对身体有极大危害的登革热、疟疾、丝虫病等疾病；杜绝男孩玩生殖器的习惯。

晶晶眨巴着眼睛："你不是给我添乱吧？"

我反问："特别为你儿子开的独家门诊，你说呢？"

晶晶走了，我五味杂陈地看着她离去的背影。突然忆起美国作家蒙肯的一段话："男人通过讲述来表达爱，而一旦女人的智力长进到一定程度，她就几乎难以找到一个丈夫，因为她倾听的时候，内心必然有嘲讽的声音。"

就算是嘲讽，我也义无反顾地加入了声援章蓉娅的行列。

2. 做个最合格的"性念"先生

最近两年，儿童遭遇性侵的案件时有发生，关于儿童的性教育，更是提高到了前所未有的高度。

有比较才有鉴别，先看看我们的近邻日本，日本的儿童性教育在世界上处于领先水平。

日本所有的中小学，都开设了性教育课程，小学低年级，老师会让学生观察自己的身体，明白男女有别，男女生殖系统的不同是为了催生爱情、繁衍后代；进入小学高年级，老师会用动画视频、游戏的方式讲述遗精和月经的道理。

我们眼中的"岛国"电影，源头在日本，有一个出人意料的事实：在日本，性犯罪率全球最低。

一切学科本质上应该从心智启迪时开始，包括性，这是颠扑不破的真理。

记住两点：

（1）对性的好奇是孩子的天性；

（2）禁忌会让孩子产生逆反心理，他们会想方设法通过各种不同的渠道获取错误的性知识，造成更多的年少失足。

一个毋庸置疑的事实是：孩子的青春期提前了，女孩 9 岁来月经、男孩 11 岁出现遗精的比比皆是，一味地含糊其辞，会让孩子惊恐、自卑、迷惘而不知归处。

中国的儿童教育专家和性学家也在孜孜不倦地思考这个问题，他们基本上达成了一个共识：性启蒙教育越早越好。有个国内颇有名望的儿童教育专家指出：性教育应从 0 岁开始，甚至在娘肚子里就应该开始，0 ～ 3 岁是非常关键的时期。

这个观点有些哗众取宠了，科普一下儿童记忆轴原理：3 岁之前发生的事，儿童几乎都记不住。

我的观点：

性启蒙教育从 3 岁开始；

父母是孩子最好的性启蒙老师；

爸爸为男孩科普男性性知识，妈妈为女孩科普女性性知识；

性启蒙教育和性科普是一把双刃剑，在整个教育过程中，父母必须表现出严谨的一面；

手淫是男生释放性欲的方式，父母意外发现了也要视而不见，他们真的不需要在手淫问题上受管制。

一组调查结果显示，中国的高三学生近一半有性生活的体验，意外怀孕率高达 20% 以上，这是一组让人触目惊心的数字，普及正确的避孕常识刻不容缓。

前不久，中国的《小学生性健康教育读本》引发大量家长吐槽：尺度太大。其实这才是国家对人性和自然感受的回归，是一种积极的力量。

通过哪些途径可以学习科学正确的两性问题及男性健康问题呢？遗憾地告诉大家，目前没有。即使是由正规网站开设的两性频道，其中的文章也是良莠不齐，赚取点击率的文章大行其道，灌输的往往是有害儿童、青少年的色情诱惑。

陶行知说：我们必须会变成小孩子，才配做小孩子的先生！

3. 一大一小，哼哈二将

东哥在南边的紫瑞大道新开了一家酒吧，投资 600 万元，欧式装修，为了营造出传说中的高端大气上档次，专门去四川大学招聘了几名东欧女性留学生来酒吧打工，金发碧眼的美女穿梭于酒吧之间，与写文章时中英文夹杂类似，一旦另辟蹊径，则文章仿佛贯穿中西，不尚细碎，点染数笔，即成格局，也有意境。

开业那天，我邀约了一帮哥们去捧场。

东哥很善解人意，安排了漂亮的美女跟我们喝酒，美女是波兰人，普通话比我还说得标准，基本达到了县级市电视台的播音员水平。

我有些不服气，酒至微醺，恶作剧一般地对美女进行中文水平测试：Hello，男性生殖器的睾丸，你知道的，睾丸两字怎么写啊？

美女不假思索，龙飞凤舞地在便签纸上写出"搞完"。一桌人哄堂大笑，我却愤愤不平了，这么快就搞完，太伤中国男人自尊。于是一笔一画地教洋妞正确书写睾丸，并一脸严肃地告诫她："那玩意长得像丸子，丸子充血了女人才能幸福，所以睾丸的睾是上面一个血下面一个幸字，I just wanted to tell you that, do you understand?"

美女虚心向我求教："老师，你把生殖器所有器官的正确中文写法都教给我吧。"

既然谈到睾丸，东哥突然半开玩笑问到我一个问题："为什么我的睾丸摸起来一大一小，一高一低呢？"

看来我得对东哥及同去的一群哥们集体科普了。

睾丸外形略呈扁卵圆形，左右各一，表面光滑，与附睾一起共居于阴囊内，左右两侧睾丸的重量及体积稍有不同，大规模的临床资料统计，成年中国人的右侧睾丸比左侧睾丸略重，大小因人而异，绝对的左右一般大小很少。初生儿睾丸相对较大，青春期前发育迟缓，青春期迅速发育，老年后缩水，逐渐变小。体检常以睾丸容积测量器作为男人生殖功能的一项参考指标，一般认为成年人睾丸容积<12毫升（睾丸长径 × 前后径 = 睾丸容积），则提示功能不良。

文艺复兴时期雕塑巨匠米开朗琪罗有一个雕塑代表作《大卫》，米开朗琪罗早就观察到了这个事实：男性的右侧睾丸比左侧睾丸高。

为什么呢？

睾丸在胚胎发育过程中的大部分时间里位于腹腔，当胎儿逐渐发育，大抵8个月时，睾丸逐渐下降。胎儿呱呱坠地时，睾丸也妥妥地降到了阴囊里。理论上两侧睾丸的下降速度应该保持一致，实际上并非如此，目前还没有弄清楚原因，右侧睾丸下降要比左侧略晚，左侧睾丸往往最先降入阴囊，右侧睾丸喜欢姗姗来迟，没办法，输在了起跑线上，所以，大多数男性的睾丸是右高左低。

是不是所有男性都如此呢？

不是，少数男性是左高右低。

英国著名刊物《自然遗传学》报道：正常成年男性有两个睾丸，分别位于阴囊左右侧，呈卵圆形，对大多数男性来说，一般右侧比左侧高1厘米。

其实两个睾丸不处于一条水平线上有好处，一高一低，错开一点可以减少运动时碰撞的机会，而且方便更好地散热，简单地想象一下，要是两个睾丸都一样高，跑起来就是蛋碰蛋了，不舒服得紧。

除了两侧睾丸的高低不一样，甚至大小也有差异。成年男性的睾丸，两侧由于生理发育等原因导致大小不一属于正常现象，但差别不是很大。

如果发现最近睾丸忽然一侧增大很明显，就要及时去医院检查了。在睾丸一侧增大的同时，还伴有发热和局部疼痛，很可能是附睾炎或是睾丸炎。

如果是没有感觉的莫名增大，还要考虑睾丸肿瘤的可能性。

睾丸肿瘤的发病率也在逐年增加，学会睾丸自检也是男性必须掌握的技巧。

美国国家癌症协会（The National Cancer Institute）一直倡导睾丸自检（testicular self-examination），主要从青春期之后开始，但对于疑似隐睾的小儿，则由父母帮助检查，检查的最佳时机在洗澡以后，因为热水使阴囊皮肤充分松弛，方便触摸。

自检方法：站立位，站穿衣镜前面，抬起左腿或右腿，脚踩于一定高度的平台（如椅子）上。将大拇指放在睾丸的上部，食指和中指放在下面，轻轻转动并揉捏睾丸，仔细观察、感觉睾丸有没有肿块、肿大、疼痛或硬度异常。但凡有异常情况，赶紧看医生。

睾丸自检的频率：每1～2月1次。

4. 神秘消失的"蛋蛋"去了哪里?

东哥二婚,不满 30 岁的后妻八月前为他生了一个男孩,他说:"下兄,改天我把儿子抱来,你好好给我检查一下。"

我答应了。

两天后,东哥携后妻带八个月的儿子来医院检查,检查结果让东哥惊慌失措:孩子右侧阴囊空虚,睾丸不见了。

小儿正对我、背对我,我摸;小儿站立位、倒挂位,我摸。众里寻蛋千百度,蓦然回首,蛋蛋异位于腹股沟区内环处。

这是典型的隐睾。

隐睾也是小儿的常见疾病之一,孕妇孕期的第 8 ~ 16 周,在雄激素的刺激下,胎儿外生殖器开始增大,第 23 周之前,睾丸一直位于腹腔内,胚胎早期,腹膜在腹股沟内环处向外有一袋状突出,称为腹膜鞘状突,鞘状突随睾丸下降,大抵胎儿 32 ~ 34 周时,由腹腔到达阴囊。有研究表明,孕 30 周后的胎儿重量是睾丸下降与否的重要决定因素,体重小于 990 克的胎儿的睾丸往往不下降,体重大于 1220 克的胎儿的睾丸几乎都下降。

东哥开始怪罪后妻了："都是你的错，给你买了那么多营养品，你就不吃，嫌腻。"

我纠正东哥的误区：胎儿的体重并非大量补充营养品就可以增加，胎儿的正常发育及睾丸下降与睾丸引带、下丘脑—垂体—性腺、雄激素等诸多因素有关，说了你也不懂，我们还是好好来探究孩子的治疗及预后吧。

为了精子的正常发育，睾丸必须下降到阴囊，必须保持一个比腹腔温度低 2 ~ 3℃的特定环境，高 2 ~ 3℃的温度足以让睾丸的正常组织结构发生改变，2 岁后进行外科手术，术后睾丸的组织病理学特征已经发生明显变化；青春期后手术，睾丸就只是摆设了，功能几乎报废，目前大多数泌尿外科医生建议隐睾的最佳时间是在 1 岁之前。

这就是隐睾的一个并发症：男性不育。

隐睾还有另外一个严重的并发症，隐睾病人继发睾丸肿瘤的概率是正常人群的 40 倍，肿瘤发生的危险性也与隐睾的位置有关，未降睾丸的位置越高，发生肿瘤的危险性越高，大多数睾丸肿瘤发生在腹腔内的未降睾丸，概率比位于腹股沟区的睾丸高出 6 倍。

有个很极端的案例，湖北某县一 20 多岁男子，家境贫寒，刚出生不久即被诊断为隐睾，医生建议手术，因为家徒四壁，家长一拖再拖，慢慢把这事忽略了。男子 20 多岁时发现腹股沟区包块，去武汉某著名医院就诊，已经是睾丸恶性肿瘤晚期，怒不可遏的男子用一把菜刀残忍地砍死了没有及时为他手术的父亲。

东哥听得毛骨悚然："你还说个球啊，赶紧把我儿子手术做了嘛。"

手术简单，采用标准的睾丸固定术：

（1）完全游离睾丸及精索；

（2）高位结扎鞘状突；

（3）保证精索血管的完整并使睾丸可以无张力地到达阴囊底部；

（4）在阴囊皮肤与肉膜间建立表浅的阴囊袋以容纳睾丸。

手术后不久东哥的儿子痊愈了，东哥按捺不住地唏嘘："幸运啊，有你这个当医生的朋友。"

我愉快地打着哈哈："不是幸运是性运。"

那么对所有家有男婴的父母，你们应该注意什么呢？

男婴出生以后，最好到县级以上医院找专业的泌尿外科医生进行生殖器检查，不是我诋毁小医院的医生的业务能力。每个男婴的生殖器长得各不相同，检查时男婴的体位、睾丸的位置、合作程度、腹股沟区及阴茎根部肥厚的脂肪垫经常影响医生的判断，而提睾反射会使本来在阴囊的睾丸出现回缩，升高到腹股沟的位置。可以触及的睾丸、不能触及的睾丸、睾丸缺如及回缩睾丸需要医生做出准确判断，倘若睾丸在阴囊及腹股沟区均不能触及，腹腔镜探查是最有效的方法，有经验的泌尿外科医生会根据腹腔镜探查结果决定最好的手术方式。

我知道你们看完这篇文章后，当爸爸的会摸裆下蛋蛋，估算自己的性能力，然后接着摸儿子的蛋蛋，看看它们究竟在不在。摸吧摸吧，男人摸吧不是罪，两个人一起，才叫旅行，一个人属于瞎转悠；两个蛋蛋左右各一，才是完整男人，差了一个，那是病，得治。

5. 小孩尿床到底哪里出现了问题？

在门诊和各类医学咨询平台上，都遇到过这个问题：小儿尿床怎么办？

这就是所谓的小儿遗尿症。

对小儿遗尿症，还是有相对严格的定义：5 岁及以上的孩子出现比较频繁的尿床并且持续存在。再解释得详细一些，5 岁以上的孩子在夜间不能从睡眠中醒来而发生无意识的排尿现象，每周达 2 次或 2 次以上。

导致小儿遗尿症的原因是什么呢？

（1）睡眠时产生的尿液过多；

（2）膀胱功能障碍；

（3）孩子酣睡，难以唤醒；

（4）器质性疾病，譬如泌尿系统先天发育畸形、脊椎裂等；

（5）尿路感染。

对小儿遗尿症，最开始一般采用行为治疗：就是安闹钟，定时让孩子起床排尿，建议设定一个生物钟，避免尿床现象发生。

许多家长有一个很不好的习惯：对尿床的孩子进行呵斥、责骂，结果往往事与愿违，紧张情绪加重了孩子遗尿症状，甚至给孩子心灵带来创伤。

行为疗法不佳，就需要去医院做相关检查：

（1）尿常规，排除尿路感染。部分男孩的遗尿有可能是包皮垢刺激尿道所致，可以做包皮环切术。

（2）泌尿系彩超检查，了解肾发育情况。

（3）脊椎裂是较少见的导致小儿遗尿症的原因，可以行腰骶椎正侧位片检查确诊。

药物治疗：

去氨加压素（弥凝）是唯一获得国际认证治疗儿童遗尿的药物，是一种天然抗利尿激素，通过浓缩尿液，减少尿液，将夜间尿量控制在正常范围。

用法：每天一次，睡觉前 1 小时口服。

初始治疗从 0.2 毫克开始，连续口服 2 ~ 6 周，改善后再持续治疗 3 个月。效果不佳时加量，最大量加到 0.6 毫克。

有一点一定要记住：晚饭后不要喝水，不要食用具有一定利尿作用的水果，譬如西瓜，睡觉前一定要排尿，清空膀胱里的尿液。

第十五章

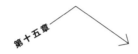

穹顶之下的

医患关系

1. 我的爱情鸟就这样飞走了

2009 年 3 月 4 日，一个非常普通的日子，只不过那天是星期三，上午是我约定俗成的专家门诊，下午有两台经尿道前列腺电切术（TURP）、一台经尿道膀胱肿瘤电切术（TURB）及两台经皮肾镜钬激光碎石术（PCN）。

那时我离婚已经三年多了，朋友介绍了一位女朋友，公务员，有春回枝头、蝶衣翩飞般的明媚，接触了两个月，感觉甚好，感觉是树上的叶子，大抵再卿卿我我几个来回，好感会升华为爱情，而爱情，是树上开出的最璀璨的花。

上午七点起床洗漱，出门之前给非常规律的朝九晚五上班的她发了条短信："今天的日子可好了，天气预报说一直阴霾的天府之都今天阳光灿烂，有没有翘班、喝茶、晒太阳的冲动？ 3 月 4 日，你可以丢 3 落 4，我们在一起不怕别人说 3 道 4，你可以对我挑 3 拣 4，我趁机耍赖皮一样地不 3 不 4，因为你的朝九晚五，啥都泡汤了，我好讨厌 9 和 5 两个数字！"

拿着手机的她肯定对着屏幕投去会心一笑，很快回复我了："虽然我不能翘班，但如此特别的日子，我愿意陪你烛光晚餐。"

我掂量了手术需要的时间，门诊结束后简单囫囵一碗泡面，下午一点开始手术，七点以前可以全部结束，与她一起吃饭应该是来得及的。

那天门诊病人好多，其中有六名是父母驱车 200 多公里从重庆来成都特意找我做包皮环切术的儿童，本想按照医院的规定预约，但看在他们长途奔袭的分上，实在没有办法拒绝，我心一横，打电话到门诊手术室："中午加塞六个包皮环切术。"

六个包皮环切术，看似流水线作业，但毕竟有一些烦琐的准备程序，等我顺利完成后心急火燎地赶到住院部手术室，下午三点了。

比预计晚了两个小时开始当天的常规手术，依然镇定自若地逐一进行，所有的手术结束，差不多晚上九点，我突然想起晚上与女朋友的约会，在更衣室摸出裤兜里的电话，有七个她的未接来电及一条短信，短信充满愤怒："你是个骗子，害我在欧洲房子像个瓜娃子一样等了你两个小时，不用再联系了，再见！"

我回拨电话，她已经关机。

拖着沉重的步履步行回家，还未到小区门口，接到值班医生电话："医院附近酒吧发生斗殴，泌尿外科新收入两位刀刺伤致肾破裂病人，需要急诊手术。"

急忙拦下一辆出租车，重新赶回医院。

按照病人受伤的严重程度，疲惫不堪地分别为病人行了一台肾切除术，一台肾破裂修补术。脱下手术衣，腿像灌铅了一样难受，有些迈不开腿，在护士搀扶下，一瘸一拐地离开手术室。

等在门口的病人家属对我千恩万谢，其中的一位关切地说："下老师，我送你回家吧。"

半夜三点了，小区居然停电，一片漆黑，病人家属打开汽车远光灯，目送我回到小区，目送我的蹒跚而行，他没有马上离开，一直用远光灯照亮我归家的路。

这是我从医以来记忆中最深刻的一天，完成大小手术 13 台，13 是个不吉利的数字，我并没有与心仪的女人共享最后的晚餐，也不是参与最后的晚餐的 13 个客人，我才不愿做耶稣的弟子犹大，背叛及出卖救死扶伤的荣誉。

2. 我那不堪回首的从医之路

我的老家在四川省广安市邻水县，一个既出圣贤也出刁民的贫瘠之地。

我出生在一个偏僻小镇，父亲是小镇当时的革委会主任兼中学校长，父荣子贵，儿童时我是孩子王，身边簇拥着一群衣衫褴褛的玩伴，经常干些偷鸡摸狗的事。

最过分的是率领小粉丝队去镇卫生院偷看妇女安置节育环，未遂，还被院长气急败坏地赶了出来，镇卫生院临河，河边的浅滩上有丢弃的医疗垃圾，里面偶尔有一些人体组织。

我用镰刀叼起一块，命令同行的每个伙伴称我为"爷爷"，不然就将镰刀上的人肉甩到他脸上去。其中的一位号啕着落荒而逃，并向我父亲告状，一直信奉"黄金棍下出好人"的父亲用一根竹片折磨了我半个小时，竹片横着切进我的小腿，有数道伤口，迄今还残留着瘢痕。

从此，我就部分丧失人身自由，相当于现在的"双规"，必须在规定的时间和规定的地点向父亲报到。

读书我是很不用功的，上课开小差或打瞌睡，期末考试时我总是胆战心惊，因为成绩公布后，逃不掉的是父亲的拳打脚踢。

某次语文的期末考卷上有道题目，用"原来"来造句，我的答案是：原来下主任是爸爸。破天荒地，父亲没有打我，而是用诡异的眼光盯着我，嗫嚅着说：你娃娃是不是智力有问题？

父亲翻出了许多老书，譬如《安徒生童话》《西游记》《三国演义》等，在文化极其匮乏的 20 世纪 70 年代，它们带给了我无与伦比的惊喜。

奇了怪了，从此我的成绩高歌猛进，每次都全校第一，尤其是写的作文，让我的语文老师也叹为观止。

想起了罗素的一段名言：在干涉儿童教育的各种力量中，没有一种力量站在儿童自身幸福的立场上。而我则由衷地感谢父亲，他的阴错阳差让我的童年充满了童话般的绚丽。

不过父亲仍然固执，在我填报高考志愿的时候，一鼓作气地给我选择了四所医科大学，理由是：当医生稳当，是橡皮饭碗，金饭碗、银饭碗不如医生的橡皮饭碗，摔不烂，还能弹起来蹦跶几次。

我考上的是同济医科大学，位于湖北省武汉市，20 多年前在湖北省的所有高校里，录取分数超过武汉大学及华中理工大学等名牌学府，排名第一，就是入校时觉得好憋屈，怎么医科大学这么小啊？研究生加本科生一起，总的学生人数不到 3000 名。直到毕业时照本宣科地跟着中国外科学之父裘法祖院士朗诵了一遍《希波克拉底誓言》，虽来自古希腊，却成了全球医生的职业圣典，铿锵有力，与婉约的中国《诗经》遥相呼应，"天生烝民，有物有则，民之秉彝，好是懿德"。一言以蔽之，医乃仁术，济世救人。

毫无疑问，当我与我的同学们异口同声地朗诵到《希波克拉底誓言》的最后一段：我遵守以上誓言，目的在于让医神阿波罗、阿斯克勒庇俄斯及天地诸神赐给我生命与医术上的无上光荣；一旦我违背了自己的誓言，请求天地诸神予我最严厉的惩罚！此时有一丝的怦然心动，感一生的庄严使命。

成绩同样出类拔萃的妹妹步了我的后尘，两年之后，她也考入了同济医科大学，当时通信极其落后，妹妹接到录取通知书的当天给我发了一份电报，电报里只有两个字：一样。

妹妹现在在深圳市一家妇幼保健院工作，主任医师，大产科主任，是深圳市颇有名望的产科专家。在医患关系如履薄冰及伤医案如电视连续剧般每日上演的当下，我们经常会在一起交流从医经验及讨论目前的从医环境，而尤具讽刺意味的是，这么多年过去了，年逾古稀的父亲电话里嘱咐我们最多的是：疑难重症让别人治疗，当初让你们学医是错误，注意安全。

为什么，医生会成为高风险职业之一？为什么，医院及医生会被妖魔化？

3. 医生的愿望都是希望病人健康

又要说到多年前的那件事，我为一位患有肾结石的中年妇女进行 PCNL 手术，造成手术失误。

术后我很老实地向病人家属承认我的失误，倘若拔管的当天立即重新置管，不会变得如此狼狈。

这下病人及病人家属不依不饶了，如果第一次手术是起点，第三次手术就是转折点了，不间断地定期威胁及还算理性地谈判，病人的索赔成功，我也为此赔偿了数额不菲的三沓人民币。

我并不是个坚强的人，虽说日出东海落西山，愁也一天，喜也一天；遇事不钻牛角尖，人也舒坦，心也舒坦。我就没有舒坦过，自此逐渐淡出手术台，让年轻后辈继续折腾。

迄今我依然在反思，感觉很委屈很悲壮，在一个已经拆了的酒吧，举办一场不存在的演出，唱一首从未被写出的歌，纪念一个死了心的人。

十年后的医疗环境早已面目全非，医患本来是一种齐心协力对抗病魔的关系，最要紧的是风雨同舟，可惜病人总是要求坐上豪华游轮，临床上经常遇到病情变化的云谲波诡，医生的那条小木船经不起惊涛骇浪的袭击。

我相信大多数病人依然打心眼里尊重医生，只是这份尊重因为不良媒体的连篇累牍而被蒙上了更多怀疑，医生把本应用于悉心治疗病人的时间分流出来书写或修改日后可能作为呈堂证供的病历，那啥说得好，防患于未然嘛。虽然硬朗轮廓的脸上，一双深目照旧露出柔软与温情。

其实，没有一个医生是想把病人治坏的，脖系听诊器，手握柳叶刀，在每一个清雾初起的早晨，在每一个慵懒困倦的下午，他们打起精神，全心全意。

中国特色的医疗是大城市里的大型三甲医院人满为患，譬如我在每个星期三的上午会看 40 ～ 60 名病人，每次都有病人抱怨，几句话就把他打发了，医德有问题。可是我没有办法啊，我知道认真倾听病人的讲述是另外一张具有治愈系效力的处方，可是病人太多了，为了提高效率，就得降低效力。君不见每次上电影院方便，男厕所总是快捷方式的鱼贯而入，女厕所总是排起长队的慢慢吞吞。为啥？工具决定效率。如果病人认真体会医生的寥寥数语，大抵效力与站起屙尿、蹲下屙尿一样一样的，都是在最有限的时间里没有让尿液残余在膀胱里。

一项有意义的研究表明，病人的怨气冲天与长时间的等待及想象中的医生的敷衍有直接关系，近 30% 的医患冲突来源于此。

最严峻的问题，治疗效果及预后。病人总是希望医生手到病除，而即使是同样的疾病，每个病人都有个体差异，医生得从纷繁复杂的病情中寻找蛛丝马迹，然后拟出最合适的治疗方案。《灵枢·九针十二原》语重心长地告诫："知机之道者不可挂以发，不知机道，叩之不发。"它谈的还是一个相对简单的补泻，医者，当小心谨慎，不差于毫厘之间。现代科学的日新月异，让医学达到了一种老祖宗们完全没有预测到的高度，无奈高处不胜寒，随之而来的风险也愈大，稍有不慎便铸成差错，天文数字的赔偿金额甚至让每一位同行噤若寒蝉。做，抑或不做，是个问题。大多数医生会勇敢地选择做，治疗效果及预后呢，肯定不会让每一个病人满意，何况日新月异的现代医学依然有其局限性，治疗效果欠佳的个别极端分子会采取更加极端的方式，伤医或弑医。

每当伤医或弑医案发生，医者群情激愤，譬如温岭血案，不在沉默中爆发，就在沉默中灭亡。警方终于有了些许作为，但带给医疗界及非医疗界的启迪却南辕北辙：医疗界认为被弑的医生能够唤醒国人的醒悟，而非医疗界认为弑杀一个医生能够唤醒医疗界的醒悟。

无数次地思考及反省，甚至有过辞职的念头，最后还是决定从自己做起，每次门诊固定地看 40 位病人，以提高服务质量，尝试对每位病人微笑服务，平日三言两语就能打发的尿道炎，也多几句叮咛。病人离开时无一例外地深表感谢，一位在外院就诊体验不佳的病人用手机拍下我看病时的照片，说要铭记这一刻。看来换位思考很重要，眼里有春天，病人才能温暖；腹中有良策，处事才能利落；脚步有节奏，步履才能轻盈。

林清玄说："柔软心是莲花，因慈悲为水、智慧做泥而开放。具有柔软心的人，即使面对的是草木，也能将心比心，也能与草木至诚相见。"以前我总喜欢将自己锁在自己的世界里，安静、忧伤、孤单、思念，洒落一地。我的心情也随着放大，慢慢地，我发现有时候我的情绪连自己都左右不了。心中牵挂的、忘记的，原来都在柔软的心底。

医生的柔软心，究其根本，是一颗服务患者的心。现在愈来愈多的医生，千方百计地抽出闲暇时间，在微博、微信上科普医学知识，以和睦医患关系为己任，以提高平民百姓医学常识为己任，那么，我就以更加系统及雅俗共赏的方式，将泌尿外科常见疾病的诊断及治疗写成一本书，以人文精神重塑医学伦理，你们会喜欢的。

你有一双眼睛，我有一双眼睛，看同一个未来了，就是和谐的医患关系，再累我也愿意。

番外：医道囧事录

四年前，与母校（原同济医科大学，现华中科技大学同济医学院）在读八年制的某临床医学生私聊，他说：卞老师，我想对你说三个字：我热爱医学。明明五个字嘛，他斩钉截铁地告诉我：就是三个字，我热爱，因为医学已经在我心中！

我的后背含蓄地起了一堆鸡皮疙瘩，本来以为"一步一个脚印"这句话，是对胖子最刻薄、最辛辣的讽刺。现在我明白了，"一步一个脚印"是对孱弱医学生艰难跋涉的最高奖赏。

能把牛皮吹得这么大，不是因为他的肺活量大，而是名校的本硕博连读给了他足够的底气，他十有八九会找到一个满意的医院，他所有的努力十有八九会得到一个满意的回报。

2017年他毕业，接收单位是江苏省一家名列前茅的大学附属医院。

除了几所名校的本科毕业生，普通医学院的本科毕业生极难找到一个理想的接收单位，多数医学生并不愿意屈才于乡镇卫生院，毕业即意味着失业，无奈只有改行，部分当了医药代表，为在职医生送回扣，与入校时拳头紧攥、朗诵《希波克拉底誓言》形成鲜明对比，黑色幽默极了。5年的寒窗苦读化成一缕飘散的风，或者你都想好了400万元怎么花，体育彩票却没有中奖。

心有不甘是吧？那就继续读书，考名校、名师的研究生，读硕士、博士，从一条可爱的小蝌蚪读成一只狰狞的癞蛤蟆，终于有过得去的医院接收你了，还得规培、专培，这期间医院发给你的薪水，交了房租，入不敷出，甚至食不果腹。除非家境良好，帮你渡过难关。否则，"心之何如，有似万丈迷津；遥亘千里，其中并无舟子可以渡人，唯有自渡，他人爱莫能助"。

谈恋爱、结婚、生孩子等人生大事直接向后拖延，大龄未婚是属于医学毕业生的专利，有个段子很凄凉——一个医学本科毕业生对女朋友说：等我规培、专培结束了就回来和你结婚。也许这是最婉转也是最直白的分手了。

学医的特殊性，注定了你30岁以后才开始慢慢攒钱，你愿不愿意？

人生是一场永不落幕的演出，每个人都是演员，有的人坚持理想，有的人被现实吞没，当你看到身边学其他专业的同学们都锦衣玉食了，你选择留守还是逃跑？

非耸人听闻，高校的疯狂扩招让博士们也体会到了一职难求的窘迫，中国的博士人数已经远超美国了，主要是医学博士，很土鳖的牛×。台湾萨孟武先生形容：中国之博士，大多为鸭博士，夫鸭者，能游于水中，而不能捷游；能行于陆上，而不能捷行；能飞于空中，而不能高飞，以鸭之名加于中国之一般博士，不亦宜乎？

所以，博士也不能高枕无忧，许多一二线城市、省会城市的大型三甲医院讲究第一学历（本科毕业学校），你有幸挤进去了，可能还是不被重用。

总而言之，选择临床医学专业就是选择了一条最苦的路，能成为医生也罢，不能够成为医生也罢，有段话说得很好：这是一场诡秘而盛大的私人化进程，私人化的意思就是，即使你无比错误，也无限正确。有时候，你的无数个回眸未必能够看到一个擦肩而过；有时候，你拿出天使的心，并不一定换来天使的礼遇。因为从医的道路荆棘密布，不从医又确实委屈。

人生路上，当你努力往上爬时，总有几个坏人，把你拼命往下扯。怎么办？还是相信未来吧，直面惨淡的行医环境，不做天使做天鹅，水面上保持沉着与冷静，水面下张开脚蹼使劲划水。

现在流行一句话："劝人学医，天打雷劈。"

即使如此，我还是要鼓励年轻的学子们学医。

我是怎么开始学医的呢？

从小家境贫寒，填报高考志愿时父亲强行要我将医科大学作为第一志愿，理由很简单：金饭碗、铁饭碗不如橡皮饭碗，医生是橡皮饭碗，砸不烂，还会在地上蹦跶几次。之后妹妹"重蹈覆辙"，跟随哥哥脚步考入同济医科大学。

这么多年过去了，我和妹妹在不同的专业用不同的方式发展。

我除了完成临床工作以外，近几年更多地进行医学知识的普及和传播，成为网络上最有影响力和最具商业价值的医生大 V 之一。

妹妹是深圳市知名产科专家，每天起早贪黑，深受病人信赖。

年逾古稀的父母依然精神矍铄，因为家里有两名医生提供最有效率的保健。

2014 年 10 月，我在微博上发了一条学医和行医道路上的囧事征集，上万的回复和转发让这条微博成为当日的最热门，网友们纷纷感叹：学医如此不易，做医生如此辛苦，刷完这么多评论，才知道医生们并不是对痛苦麻木到冷酷，而是在日复一日的辛劳中仍然保存着悲悯、仁爱和乐观。

那些喜怒哀乐，那些酸甜苦辣，被医生们一一记录：

@安俊南 Amber：前年刚工作，一位老年喉癌患者，做了全喉切除术不能说话了，每天查房、换药，他都在小本儿上给我写谢谢，他有时候闹脾气不做雾化不愿意咳痰，家属怎么劝都不理，只有我去说他才会听，出院的时候特意拿着小本子写了谢谢跟我告别。这个爷爷我想记住一辈子，感谢他给我这个小医生的信任，祝福他健康长寿。

@jjjj 不是那个 jjjj：轮转的第一个科，普外，来了一个病人三月未解大便的病人，腹胀和肠型甚是明显，十分消瘦，完全无法灌肠，只能手动助排便，手上戴了三层手套，戴了两层口罩，和师兄两人，足足掏了半个小时，一人一半，保守估计得掏了 5 千克，绝对是值得纪念的经历。

@范儿爱吃肉肉：8 岁小孩疝气，麻醉不醒，大夫们接台去隔壁做手术了，留下我和麻醉大哥陪着，我在他耳边轻轻呼唤："下课了、放学啦、吃饭啦、看动画片了、演喜羊羊了。"小朋友不会知道，有个怪阿姨曾经陪了他两个小时，全程自言自语。

@神内碧云天：同事出急诊，送来个监狱犯人，怎么都叫不醒，压眶、疼痛刺激一点都没有，生命体征正常，同事心中有数了，点了500 毫升盐水，推了 2 支呋塞米，病人很快苏醒，跑到厕所排尿去了。

@ 小 sun1213：讲点心酸的，我是血液科医生，我们科一个医生腰椎间盘突出特别严重，应该休假的，但因为工作太忙一直咬牙坚持，每天疼得站不得坐不得的，结果被一个患者给告到医德医风办公室，说这名医生每天瘸着腿走路还病恹恹的，影响她心情，不利于病情恢复，最狠的是医德医风办公室给这名医生打电话要求她不许病恹恹。

@ 风一样的阿宝：本人急诊科护士，半夜，一大叔背着手走进大厅东张西望，我说看病吗？大叔问晚上有大夫在吗？外面有人胳膊断了。我说有啊，你把病号叫进来吧。我去叫大夫，大叔说好，然后就从背后抽出手来握着一根胳膊举到我面前，说：这"是他的胳膊，你先拿着，我出去把他抬进来。"我当时竟然没叫。

@ 毗陵驿卒：某大哥背部多处刀砍伤，结果青龙文身被砍成几段，缝合时还得给他接龙……

@ 大龙毫：一个黑社会老大被人砍了 40 多刀，昏迷后，被扔在粪坑里，第二天被人发现，报警，警察捏着鼻子送过来，病人所有伤口和有关节的地方全都爬满了蛆虫，放手术室地板上清理干净，我和老师整整缝了三个小时，才搞定，三天后醒来，千恩万谢，还说以后在外面被人欺负，报他名字。

@秋菊打领结：有个实习生跟台，负责穿线，老穿不进去，就把口罩摘下来，舔了舔线头，然后就穿进去了，不知道有没有被主刀老师打死？

@夹 xin 饼干：在急诊外科实习的时候，半夜进来个杀马特，身高大概一米六，腰上别把砍刀，满脸血（别人的血），进来把刀往桌上一扔，撩起衣服指着腹部一个刀口，说：医生，给我缝一下就好了。当时哥就受惊了，原来在我们睡觉的时候，外面真的有江湖。

@大渔童的水世界：20 岁，夏天，第一次去消化内科见习，病床上躺一个老头，腹水，老师让我叩他腹壁，鼓音与实音的区别，我伸出兰花指刚碰到老头的皮肤，他的松松垮垮的内裤里突然立起一个柱子，我当场喊，老师，有蛇爬出来了。男老师当场笑得岔气，我吓哭了。

@ qu195787：妇产科实习，急诊病人，被一个男的送来手术，说是啪啪啪时突然腹痛，宫外孕破裂。正手术，来了一个带枪的特警，知道有枪的才是丈夫时，我们带教老师赶紧召开紧急会议，讨论如何病情交代。

@协和老万：实习时，轮转消化科，给一老太查肛，侧卧位，手指毫无阻力地进入，正疑惑间，老太幽幽地说："大夫，你进错地方了。"

@ WU 崇：心内科老师跟我说，有个危重病人，需要持续给氧，某天上午停电了，于是所有的值班医生、护士轮流用手按压呼吸气囊，一直到晚上才来电，所有人的手都酸了。

@ 本拉丹 0202：上台洗手，是疝气手术，开刀到最后只有主刀的医生和我。医生让我把病人阴茎扒拉到一边扶着，我才 24 岁，还没男朋友呢，让我干这个，病人 21 岁，如果他知道了，我对他干了什么会不会知道？

@ annie_霓：某女，白血病，夜砍熟睡丈夫 8 刀，刀刀毙命，想送去抢救，都没推出内科楼就没了气。女淡定地跟同室病友说，放心吧，我不会伤害你们的。据说丈夫不愿意给她积极治疗，外面小三等着妻子死了立刻转正，女非常懂法，告诉前来的警察说：我认罪，但是不管我到监狱还是看守所都有治病的权利。警察陪着住了半个月的院。

@ Alive 不瘦 50 斤不改名字：最难忘的实习经历是在肿瘤外科，遇见一个肝癌晚期大叔，很有涵养的人，去世的那天夜里，正好我是夜班，那夜走廊里一直回荡着他用力的叫声，不是痛苦的呻吟，而是"老婆我爱你"，重复了一整夜。他老婆就拉着他的手在一旁轻轻地哭，而他儿子，就坐在床头念《圣经》给他听。凌晨四点，病人死亡，至今难忘！

@ dhsiebxjje：那年我在妇科见习，第一个就是一个长头发美女，她让我们想办法把小灵通从她阴道里拿出来。局麻过后，我和老师准备手术，突然，手机振动声传来，老师呵斥我：手术时你身上怎么装手机？我说我没带啊，然后我们诡异地对视了一眼，小灵通，振了……

@ 刀小米：老妈是麻醉师，一天深夜值班时，抢救一个被砍成血人的黑道大哥，送到手术台上缝合背部伤口，擦掉血迹后发现四个大字的文身：刀枪不入。

@ W_遇见小天天：自己单独值的第一个夜班，一老爷爷大咯血，我吓得只知道给他拍背不知如何是好。至今记得老爷爷说：姑娘别怕，没事，我总这样，你去叫大夫。老爷爷是肺癌，农大的退休老师，后来手术很成功，去年还在动物园遇见他和老伴，他还记得我和几个护士的名字，看见我带着孩子无限感慨。

@ 丰台张：刚上班时跟主任一起给本院年轻医生切包皮。那小子极其紧张，打完麻药好一会儿也不让碰包皮，一碰就喊疼。主任拿齿镊夹了一下阴囊，喊声响彻手术间。主任说："这才叫真疼。"整个手术过程患者一声不吭。

@非柠沫薯：肛肠科，前几天肛周脓肿出院的病人今早来换药，说："大夫，您还记得我吗，我是……"老师说，我不记脸，你得把裤子脱了让我看下屁股，我就能想起来了。患者上床脱裤子，老师扒开屁股一看，哦，就是你啊，想起来了！

@不是刘老爷的宝：太多记忆了，在手术室实习时，上晚班，一个车祸病人，脸部摔裂要缝合，过氧化氢倒下去时，那泡沫奔腾的场景，很像丧尸。接着做完两个开颅手术后，淡定地喝着瓦罐汤，我就确信我适合这个工作了。

@章蓉娅医生：我实习时第一次上台手术，一开胸病人就大出血，血管畸形，出血如趵突泉般汹涌，当时我吓坏了，心想：我的第一个病人不会就这么死在我手上吧？鲜血咕嘟咕嘟往外冒，看着看着，我就晕过去了。我醒来时，病人还活着，教授力挽狂澜，患者捡回一条命。那以后，我再没晕台过，病情再恶、出血再凶我也不怕了！

@千妈的围脖：普外护士，带着学生给尿潴留患者导尿，膀胱里尿太多了压力巨大，尿管一进膀胱，一股清泉就飘到了我脸上，病房里鸦雀无声，我淡定地安慰了目瞪口呆的几个学生："没事，尿是无菌的。"然后把剩下的活干完。因为太忙了，顶着一脸臊气，上了一上午的班。

@糊七筒：实习时做心电图，做出来波形一直有干扰，我以为导联插的位置不对，就在病人（女性）胸口找肋间隙，紧张得满脸通红，最后对病人说："对不起，我第一次做。"病人回答："谁都有第一次啊，没关系。"我还记得她模样，至今想起，心里都是浓浓暖意和感激。

@zxp3330：传染科实习，一肝硬化病人死亡了，单人病房，就老师带我作尸体处理，我在尸体右侧将尸体侧翻，好让老师擦背，然后就听到尸体嘴里明显地发出长长的呃声，我和老师都吓坏了，赶快停止了所有操作。之后分析起应该是尸体肠胀气明显，侧翻时腹部受压，气往上走，经过喉部发出的声音。当时真是吓坏了！

@天天美妈妈：一女病人到我院做阴超，操作医生给另外一个同事说拿一下避孕套，那个女病人说，没事，我在安全期……

@某废_某Out：普外实习，门诊来个185帅气小哥要换药，脸红心跳领进治疗室："换哪里的药？"帅哥自觉脱下衣服，只见两个咪咪处两团棉纱……我条件反射问："你做了什么手术？"帅哥曰："乳腺切除。"那一刻，我们都很安静……

@骨感幽灵：实习的时候，第一次观摩泌尿外科手术。手术台上，男病人出现生理反应，老师淡定地回头对我们几个女生说："看，这就是勃起。"

@李哲教你学解剖：我轮转的时候，一个严重酒精肝的患者，一边打着点滴，一边喝着二锅头。我劝他别喝了，他随手给了我一袋花生米。

@随珠和璧 er：在脑病科实习，老师带我去给一个 70 多岁的老先生做尿道口护理。处理完毕后，老师说，清理后要把他这个龟头再包到这个皮里。结果，怎么塞龟头都露在外面。老师问家属，他这个是不是平时都塞不进去？家属支吾半天答不上来，后来才知道那家属是他女儿。

@ rahpsody ：一大爷直肠破裂伤，夜班急诊手术，值班主任询问病人如何受伤，病人一句话都没说，保持沉默。主任检查伤口位置之后对于如何受伤百思不得其解，后来询问患者儿子得知，大爷替儿子在工地守夜，半夜大解没带手纸，看见旁边有一根立着的钢筋，就想用钢筋蹭一下，没想到脚下一滑就插进去了。

@晓东大夫：那年在急诊外科见习，一位颅脑外伤患者需要气管插管，女麻醉医生提着喉镜正在观察病人声门，忽然听见病人发出一声"呕！"，从口中喷出一团咖啡色物质，只见她敏捷地一闪，咖啡色物质从她耳边划过，啪的一声射在她身后的墙上。她继续找声门，淡定地对我说："看，这就是颅内高压导致的喷射性呕吐。"

精彩的故事还有很多很多，部分涉嫌少儿不宜，网友"@ 麻黄、你的桂枝掉了"情不自禁地感叹：两天看完 7000 多条评论，以前总以为中国人已经道德缺失，不！那些仁义，那些慈悲，那些肝胆相照依然在骨子里！

网络上的大多数医疗界网友是医学生，他们年轻，血气方刚，固执而顽强地与弹冠相庆的毒蝎心肠进行对骂，充满暴戾之气，客观上进一步恶化了医患关系。而最悲催的是，伤医弑医等负能量的传播越广，越是有暴徒效仿，似乎是在诱导更多的对治疗效果不满意的病人及病人家属：医院是吞吐量最大的ATM 机。

而医生进行科普，则是加强医患沟通的另外一种方式，用文字展示我们工作的实情，让大众了解我们的无奈与不易。大众熟悉我们了，就会多一分亲近与同情，建立某种熟人社会，是在中国行事的法宝之一。

医患的共同敌人是疾病，理解及携手是战胜疾病的根基。医患交恶只会满目苍凉，医患并肩则会温暖溢心。站岁月河畔，静数尘世纷扰，笑看云卷云舒！

FONGHONG
凤凰联动出品